# 坐骨神経痛は99%完治する

〝脊柱管狭窄症〟も〝椎間板ヘルニア〟も、あきらめなくていい！

酒井慎太郎

GENTOSHA

# はじめに

坐骨神経痛《ざこつしんけいつう》――。この言葉を聞いて、みなさんはどんなイメージを頭に思い浮かべるでしょう。

おそらく、次のように答える人が多いのではないでしょうか。

**1　歳を取ると多くの人が悩まされる神経痛**

**2　足のしびれや痛みがなかなか取れず、治すのをあきらめてつき合うしかない病気**

**3　放《ほう》っておいたとしても、そんなに大事には至らない病気**

まずはみなさんの誤解を解いておきましょう。これら**1**、**2**、**3**のイメージはすべて誤りです。

1に関して言うと、坐骨神経痛に悩まされているのは何も高齢者だけではありません。高齢者に多いのは事実ですが、20代、30代の若さで足のしびれや痛みに悩まされている方もとてもたくさんいらっしゃいます。

2も誤りです。坐骨神経痛は「治療をしてもなかなか治らない病気」「症状と長くつき合っていくしかない病気」などではありません。本当の原因をしっかり見極めて適切な対処をすれば必ず治すことができます。だから、決して治療をあきらめることはないのです。

3もとんでもない間違い。坐骨神経痛は放っておくと、どんどん悪化してしまいます。しかも、症状がひどくなると、歩行をはじめとした運動機能に支障が出てきて、仕事が続けられなくなったり、寝たきりになってしまったりといった一大事につながってしまうこともあります。ですから、甘く見て放っておくのは絶対に禁物で、早め早めに治療をしていく必要があるのです。

私は、東京の北区・王子において、主に腰痛や肩痛、ひざ痛などの患者さんを診《み》る「さかいクリニックグループ」という治療院を開いています。もちろん、当院には坐骨神経痛の方々も毎日数え切れないほどいらしています。

日々こうした患者さん方に接していると、坐骨神経痛に悩まされている人には、大多数が辿《たど》るお決まりのストーリーがあることがわかります。ここでちょっと紹介しておきましょう。

最初に現われるのは腰痛です。椎間板《ついかんばん》ヘルニアや脊柱管《せきちゅうかん》狭窄症《きょうさくしょう》を原因として、まずは腰が悲鳴を上げます。ヘルニアが原因の場合、激痛に見舞われることも少なくありません。

そして、そのトラブルが腰だけでなくお尻《しり》や足にまで伝わっていくことになるのです。患者さん方がもっともよく訴えられるのは、お尻や足の〝ピリピリ〟〝チリチリ〟としたしびれ症状。しびれとも痛みともつかないような嫌な感覚に悩まされ続け、歩くのでさえひと苦労することもあります。

さらに、腰の痛みが一段落して、お尻や足のピリピリ感が少し鈍《にぶ》くなってくると、次は言いようのない〝だるさ〟や〝脱力感〟が襲ってくるようになります。足の感覚が鈍くなり、足にちゃんと力が入らないような状態が続いて、こむら返りを起こすこともしばしば。当然、体を動かすたびにお尻や足の違和感に悩まされながら生活せざるを得なくなります。

これがもっとも一般的な坐骨神経痛のストーリーです。もし、何も対策を取らずに放っておけば、こうした「腰痛↓しびれ↓だるさ」という流れを何度も繰り返し、どんどん状態が悪化していってしまうことになるでしょう。

坐骨神経痛を訴えて当院にいらっしゃる患者さん方の年齢や職業は、本当にさまざまです。20代のスポーツ選手、子育て中の30代の主婦、40代の働き盛りのサラリーマン、50代の長距離トラックの運転手、70代、80代のお年寄りの方々……。いろいろな方々が口々に足腰の不調を訴えます。そのなかには「これ以上しびれや痛みに悩まされていたら、仕事を続けていくことができない」「歩くのさえつらくて、このままじゃ寝たきりになってしまうかもしれない」といった切羽詰《せっぱつ》まった状況に追い込まれている方もいらっしゃいます。

こうした患者さん方に共通しているのは、長年にわたってしびれやだるさなどの症状に悩まされ続け、治すのをあきらめかけているように見える点です。あちこちの医療機関や治療院の門を叩《たた》いても治らなかったせいもあるのかもしれませんが、どの方にも「慢性のしびれだから仕方ない」「もう痛みやしびれとつき合っていくしかない」といった〝あきらめ感〟が漂っている感じがします。

でも、あきらめてはいけないのです。

先ほど申し上げたように、坐骨神経痛は本当の原因をしっかり見極めて適切な対処をすれば、必ず治すことができます。現に、私の治療院では数え切れないほどの患者さんが痛みやしびれから解放されています。

この本では、坐骨神経痛にきっぱり別れを告げるためのノウハウをご紹介していきます。セルフケアで治していく際のコツなどもふんだんに取り入れつつ、どうすれば足腰のしびれや痛み、だるさを解消させることができるのか、みなさんに納得していただけるように解説していくことにしましょう。

なお、この幻冬舎刊の「99％シリーズ」は、２００９年に『腰痛は99％完治する』を出して以来、この『坐骨神経痛』で7冊目を数えることになります。じつを言うと、私は『腰』『肩』『ひざ』『腰・肩・ひざの実践版』『全身』『股関節《こかんせつ》』と6冊を出版してきて、関節トラブルについてはあらかた制覇したつもりでおりました。しかし、あるとき思い立って6冊すべてを読み返してみて、坐骨神経痛についてはほとんど述べていないことに気づいたのです。

これは迂闊《うかつ》でした。坐骨神経痛はたいへん多くの人が抱えている症状であるにもかかわらず、既刊の本では『腰痛の随伴症状《ずいはん》』としての小さな扱いでしか取り上げてこなかったのです。おそらく、既刊本を開いて「足腰のしびれをどう解消させるかがいちばん知りたいのに、なぜほとんど書かれていないの?」と不満に感じた読者の方も多かったのではないでしょうか。

ですから、本書では、その反省も踏まえ、できるかぎりのノウハウを注ぎ込みました。きっと、一度でも腰痛を患ったことがある人、一度でも足腰にしびれやだるさを感じたことがある人なら、この本の情報が大いに役に立つことでしょう。

坐骨神経痛の症状は、ときに鋭く、ときにだらだらと、まるでストーカーのようにいつまでもしつこくつきまとってくるものです。こんな厄介なヤツをいつまでも放っておいてはいけません。ちゃんと撃退できる手立てはあるのですから、しっかり対処して追い払っていくべき。この厄介者をどう扱うかによって、みなさんの人生の充実度は大きく違ってくるはずです。

「厄介だけどつき合っていくしかない」「つきまとわれるのは仕方がない」などと言っていてはダメです。冒頭に挙げたような間違ったイメージにいつまでも縛られていてはいけません。坐骨神経痛に対する見方や考え方を変えると同時に、的確に対処してしびれや痛みを撃退していきましょう。

さあ、みなさん、わずらわしい厄介者と、この際きっぱり縁を切ってしまいましょう。そして、足腰を健康な状態にキープして、これからの人生を気持ちよく歩いていきましょう。

酒井慎太郎

もくじ　坐骨神経痛は99%完治する

はじめに……03

Part 1

# 坐骨神経痛のしびれは「寝たきり」の入り口だった!

## 「しびれ」「痛み」「だるさ」を放っておいてはいけない

ポピュラーなのに、ちゃんと実態を知っている人は少ない……20
『坐骨神経痛』は〝病名〟ではなかった……22
『しびれ症状』は絶対に甘く見てはいけない……26
〝しびれる前〟と〝しびれた後〟では深刻度が大きく違う……30
日本の『坐骨神経痛治療』の問題点……32
手術をしてもしびれが取れない可能性もある……36
症状をごまかしたり、我慢したりする生活はもう卒業しよう……38

# Part 2

# 悩みの種のしびれと痛みは腰からやってくる

## 意外に知られていない坐骨神経痛のメカニズム

「言葉で表わしにくい多様な症状」が現われる …… 42
椎間板ヘルニアでは、激しい痛みやしびれに見舞われる …… 47
脊柱管狭窄症になると、休み休みでないと歩けなくなる …… 50
いちばん厄介な『第三の腰痛』とは？ …… 54
どのエリアに坐骨神経痛が現われるかで異常発生場所がわかる …… 57
A 椎間板ヘルニアによる坐骨神経痛（腰椎3番と4番の間の神経が圧迫されている場合） …… 59
B 椎間板ヘルニアによる坐骨神経痛（腰椎4番と5番の間の神経が圧迫されている場合） …… 60

C 椎間板ヘルニアによる坐骨神経痛
（腰椎5番と仙骨の間の神経が圧迫されている場合）……61
D 脊柱管狭窄症による坐骨神経痛
（腰椎部分の脊柱管内神経が圧迫されている場合）……62
骨盤のサスペンション・システムが働いているかどうかがカギ……63
仙腸関節という相方が〝ひっかかり〟で動けなくなってしまう……67
歯車のサビつきを取れば、痛みは解消へと向かう……70
〝神経の圧迫〟が解消されるメカニズム……74
しびれや痛みなどの症状と一生縁を切ることも十分に可能……77

# Part 3

# これをやっていれば、もう坐骨神経痛に悩まされない！

## 「しびれ」「痛み」「だるさ」と縁を切るセルフケア3本柱

坐骨神経痛を解消！　セルフケアの3本柱……82
『簡易版・関節包内矯正』にトライしよう……84
痛いところへの『テニスボールごろごろマッサージ』もおすすめ……88
『仙腸関節ストレッチ』なら立った姿勢でもできる……92
腰椎への体重ののせ方のコツをつかもう……95
『オットセイ体操』と『体丸め体操』を習慣に……98
お風呂でじっくり腰を温めよう……103
ウォーキングは〝量〟よりも〝質〟が大事……108
1日10分でいいから〝正しい歩き方〟で歩くようにしよう……111
正しく関節が回り出すと、足腰の症状が消えていく……117

# Part 4

# 足のしびれと痛み お悩みスッキリQ&A

## 「こむら返り」も「下肢静脈瘤」も、もう悩まない


Q1 坐骨神経痛がある人が、ふくらはぎをマッサージしても大丈夫？……122
Q2 睡眠中のこむら返り、坐骨神経痛との関係は？……124
Q3 こむら返りの8割は腰痛が原因って本当なの？……126
Q4 こむら返りを治す簡単な方法を教えてください……128
Q5 下肢静脈瘤と坐骨神経痛との因果関係は？……130
Q6 足のしびれや麻痺が危険な病気のサインのこともある？……132
Q7 閉塞性動脈硬化症っていったいどんな病気？……134
Q8 坐骨神経痛と間違えやすい症状が現われる病気は？……136

Q9 足先がとても冷えます。坐骨神経痛と何か関係が？……138
Q10 〝足湯〟は症状を和らげるのに効果的？……140
Q11 正座で足がしびれるのはどうしてなのでしょう？……141
Q12 床や畳に座るときの、おすすめの座り方は？……142
Q13 坐骨神経痛の人は硬いイスは避けたほうがいい？……144
Q14 外反母趾だと坐骨神経痛は悪化しやすいの？……146
Q15 天気が悪くなるといつも足が痛む……いったいなぜ？……148
Q16 坐骨神経痛の人は筋トレで筋肉をつけるべき？……149
Q17 症状の解消に水中ウォークをすすめられたのですが……150
Q18 坐骨神経痛持ちの人にとっておすすめの眠り方は？……152

# Part 5

## 覚えておくと便利 坐骨神経痛・即効解消マニュアル

### いざというときのための「しびれ&痛み対策」


症状を怖がって生活や行動を狭めてしまってはダメ……156

デスクワーク中のしびれ いつでもどこでも……158
腓骨頭マッサージ ひざ下外側の出っ張りを動かすだけでしびれが解消！

外出先でのしびれ① 太もも前側の症状……162
太もも前伸ばしストレッチ 痛い側の太ももを伸ばして、同時に痛い側の腰を押す

外出先でのしびれ② 足の後ろ側の症状……164
ひざ伸ばしストレッチ シンプル・ストレッチで後ろ側のしびれが取れる

外出先でのしびれ③ つま先・かかとがしびれるとき……166
足首ストレッチ 逆の動きを行なって伸ばしていくのがコツ！

座っているときのしびれ……168
横座り(女性座り)
しびれや痛みがある側の逆サイドに足を流そう

車を運転中のしびれ……171
路肩駐車&ストレッチ
シートの高さやリクライニングにも注意を払おう

寝ているときのしびれ①……174
足L字ストレッチ
痛い側の足をL字に曲げるだけでもかなり違う

寝ているときのしびれ②……176
クッションかかと落とし
思い切り蹴り落として、しびれや痛みを振り払おう

おわりに……179

カバーデザイン／渡邊民人(TYPEFACE)
カバーイラスト／荒井雅美(トモエキコウ)
本文イラスト／坂木浩子
本文デザイン·DTP／小林麻実、猪狩玲子(TYPEFACE)
編集協力／高橋明

Part

# 1

# 坐骨神経痛のしびれは「寝たきり」の入り口だった！

## 「しびれ」「痛み」「だるさ」を放っておいてはいけない

## ポピュラーなのに、ちゃんと実態を知っている人は少ない

「足やお尻にピリピリとしたしびれがあってうまく歩けない」
「おもりでもつけられたみたいに足がだるい」
「靴下をはこうとしたり靴ひもを結ぼうとしたりすると、足がしびれるように痛む」
「足の感覚がおかしい……足指に何か挟まっているような違和感がある」
「10分も歩いているといつも足がしびれてくるので、休み休みでないと歩くことができない」

近年、こういった症状を訴える人が増えてきています。きっと、心当たりがあるみなさんも多いことでしょう。

これらは坐骨神経痛の代表的な症状です。

おそらく、『坐骨神経痛』という言葉を「まったく聞いたことがない」という人はほとんどいないでしょう。冒頭のような症状とは無縁な人でも、どこかで耳にし

たことがあるはず。たとえば、家族の会話のなかで「親戚のおじさんが坐骨神経痛で運転ができなくて困っている」といった話が出てきたり、近所の人と話していて「あそこの家のおばあちゃん、坐骨神経痛でだいぶ足が弱っちゃったみたいなの」といった話が出てきたり……。そんなかたちでけっこう〝身近な病気〟として認識している人が多いのではないでしょうか。

実際に、坐骨神経痛に悩まされている方はとてもたくさんいらっしゃいます。現在、日本の**腰痛人口はおよそ3000万人と言われていますが、そのうちの半数近くは坐骨神経痛を持っている**と見ていいでしょう。坐骨神経痛は数多くの関節トラブルのなかでもかなりポピュラーな部類と言えます。

ところが、こんなにポピュラーなトラブルであるのにもかかわらず、坐骨神経痛についての知識や実態をちゃんと知っている人は驚くほど少ないのです。

みなさんは冒頭に挙げた〝しびれ〟〝痛み〟〝だるさ〟などの諸症状がどうして起こるのか説明できるでしょうか。数々のわずらわしい症状を解消させるために何をすればいいかを知っているでしょうか。

たぶん、長年にわたって坐骨神経痛に悩まされてきている人でも、すらすらと的確に答えられる人は少ないでしょう。

すなわち、「一般に広く名前を知られているのにもかかわらず、その正体がどんなものなのかを知っている人はとても少ない」――。坐骨神経痛は、そんなとらえどころのない不思議な関節トラブルなのです。

## 『坐骨神経痛』は〝病名〟ではなかった

坐骨神経痛をとらえどころのないものにしている理由のひとつは、定義のあいまいさにあると言っていいでしょう。

そもそも、『坐骨神経痛』というのは、〝病名〟ではありません。病名と思ってしまっている人が多いのですが、坐骨神経痛はあくまで〝症状名〟。椎間板ヘルニアや脊柱管狭窄症などの**腰痛によって引き起こされる症状のひとつ**をさしています。

ですから、家庭用の医学事典などを引いたとしても『坐骨神経痛』という〝病名〟は出てきませんし、腰痛の一症状として紹介されていたとしてもそのスペースはほんのわずかで、ほとんど説明らしい説明がなされていません。

また、坐骨神経痛を訴えて整形外科を受診したとしても、カルテに記載される病名は『坐骨神経痛』ではなく、『椎間板ヘルニア』や『脊柱管狭窄症』となります。坐骨神経痛持ちの人には、「腰はまったく痛くないのに、足はしびれたり痛んだりする」という人もいるのですが、そういう場合でも腰痛の診断が下されます。きっと、患者さんのなかには「足が痛くて受診したのに、どうして腰痛と診断されるんだろう」と首をかしげる人もいるかもしれませんね。

さらに、『坐骨神経痛』という名称そのものが誤解を生んでいる側面もあります。坐骨神経痛のことを〝坐骨が痛む病気〟のように捉《とら》えてしまっている人も多いのですが、これはまったくの見当違い。症状発生のメカニズムから言うと、『坐骨』と『坐骨神経痛』はまったく関係がありません。

坐骨は骨盤《こつばん》のいちばん下にある骨であり、足方向へ向かっている神経（坐骨神経）はたしかにこの骨の近辺を通っています。ただこれは、坐骨の近くを通っている神経だから『坐骨神経』という呼ばれ方をされているというだけの話。坐骨神経痛の諸症状は、別に骨盤の坐骨周辺でトラブルが起こったことによってもたらされているわけではないのです。

坐骨が原因でないのなら、坐骨神経がしびれや痛みなどの症状を起こす原因はいったいどこにあるのか。後でくわしくご説明しますが、坐骨神経痛の症状が発生する原因は『腰椎《ようつい》』にあります。

次ページのイラストを見てください。

足の運動や知覚を担《にな》っている神経は、腰椎部の脊髄《せきずい》をスタート地点として坐骨の付近を通り、足先方向へと長々と延びています。このスタート地点の**腰椎部で腰痛トラブルが発生し、神経がしきりに圧迫されるためにしびれや痛みなどの症状が引き起こされる**のです。腰椎で神経が圧迫されるのは、長いホースの根元の部分をギュッと締めつけられているようなもの。これによって足先へ向かう神経の伝達が悪くなり、足やお尻にしびれや痛みを感じたり、足の感覚が麻痺《まひ》したりするのです。

ですから、こうしたメカニズムに即した呼び方をするなら、本当は『坐骨神経

## 下半身の神経の流れ

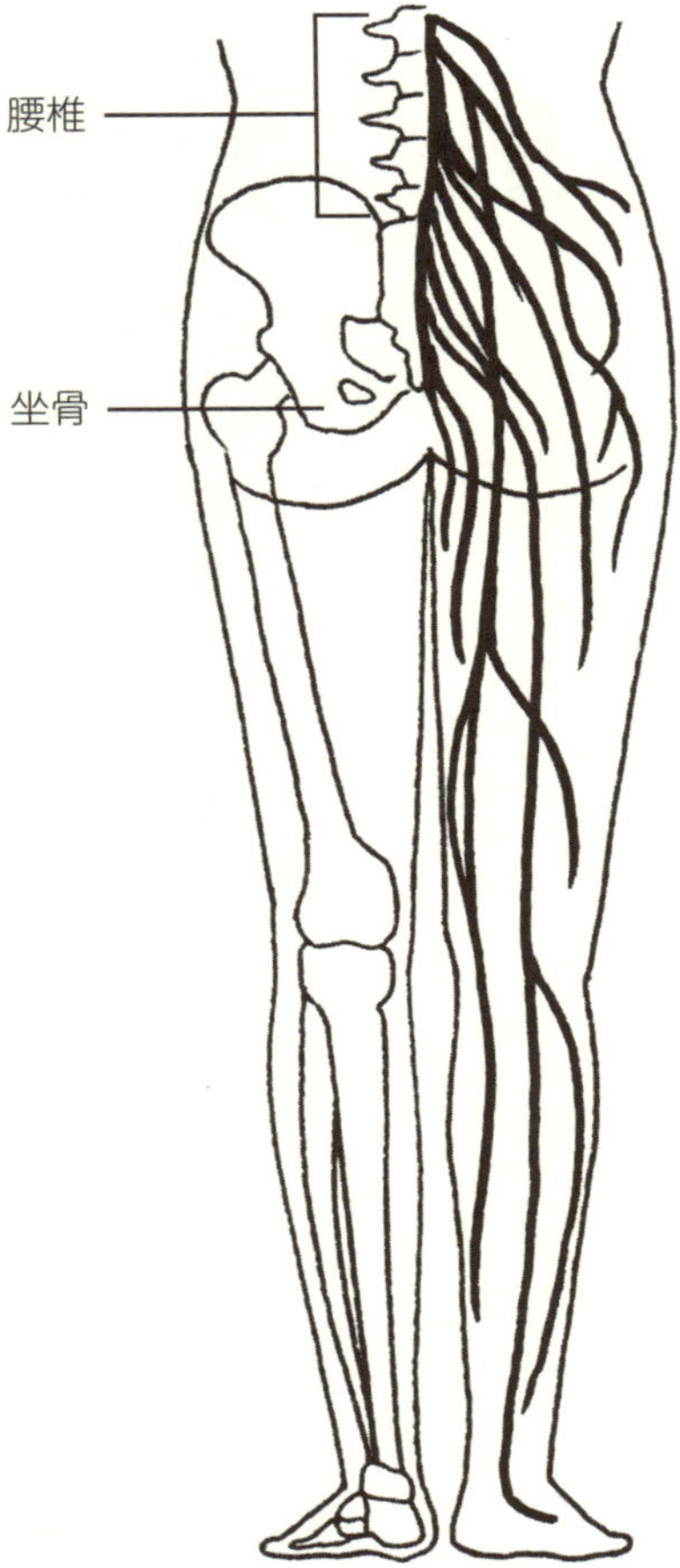

痛』よりも『腰椎圧迫神経痛』といった名称のほうが適切なのかもしれません。そのほうが、誤解が少なくなるのではないでしょうか。

足や太もも、お尻などに症状が現われるメカニズムについては、Ｐａｒｔ２でじっくり説明することにしましょう。

ここでは「足先や太もも、お尻などがしびれたり痛んだりするのは、〝足先〟〝太もも〟〝お尻〟などの各部位に問題があるわけではなく、腰の腰椎部分に問題があって起きていることなんだ」ということをしっかり押さえておいてください。

## 『しびれ症状』は絶対に甘く見てはいけない

みんな何となくわかっているようでいて、その実、くわしいことはほとんど何も知らない。だから、ついつい症状を甘く見てしまう――。私は常々、そういう病気やトラブルがいちばんリスキーだと思っています。坐骨神経痛はその代表格なのではないでしょうか。

日々患者さん方に接していると、どうも足のしびれや痛みなどの症状を軽く見ている人が多いような気がして仕方がありません。私の治療院では、坐骨神経痛をかなり悪化させてしまってから来院する人が大多数なのですが、そういった方々に話を伺うと、かなり長い年月にわたって症状を放置してしまっている人が少なくないのです。

こうした患者さん方の〝反省の弁〟を、いくつか挙げてみましょう。

「まさか、歩けなくなるほどの大ごとになるとは思わなかった」

「最初、ぎっくり腰《ごし》になって、そのあと足にしびれやだるさを感じるようになったのですが、どうせ一時的な症状だろうと……。こんなにも長く悩まされるとは思いもしなかったんです」

「足がピリピリとしびれるのは、ずっと気にはなっていました。でも、この症状が何なのかもわからなかったし、何をすればいいのかもわからなかった。そのうちにどんどん悪化してきてしまって……」

「ドライバーの仕事をしていて、足が言うことを聞かないとなるとクビになるかもしれないと思ったので、周りに言い出せなかった……。それでずっと症状を我慢してしまったんです」

「当初はときどきしびれるくらいで仕事にも支障はなかったので、いつかはよくなるだろうというくらいに思ってました。まさか、こんな事態になるとは……」

いかがでしょう。あるいはみなさんのなかにも同じような経験をされている方がいらっしゃるかもしれません。

しかし、どんな理由があろうとも、症状を放っておいてはいけないのです。

しびれなどの足の症状を甘く見てはいけません。私は、しびれや痛み、だるさなどの坐骨神経痛症状が現われるのは「歩行機能に黄色信号が点滅しているようなもの」だと考えています。もしくは「寝たきりの危険信号」と言ってもいいでしょう。

だって、考えてみてください。

しびれや麻痺などの症状が出現するのは、**足を正常に動かそうという脳の指令が**

**ちゃんと足に届いていない**という証拠。神経が途中で圧迫されているために、脳から足への連絡が遮断され、思い通りに足を動かせなくなっているわけです。こういった状態が悪化してくれば、足を動かそうとするたびにわずらわしい症状がつきまとってくるようになります。当然、〝歩く〟〝立つ〟〝座る〟といった人間の基本的な運動機能に支障をきたすようになるでしょう。

もし、歩くことさえつらくなってしまったら、仕事を続けられなくなったり、外出できなくなってしまったりして、日常生活を営めなくなってしまいます。また、出歩くのを嫌がって家にこもってばかりいると、関節や筋肉の機能が大きく低下してしまいます。そうなると、運動機能もガクンと落ちてしまうので、高齢者であれば、『要介護』や『寝たきり』の状態にグッと近づいていってしまいます。

決して大げさではなく、私はしびれ症状などの〝危険信号〟を無視して放っておくのは、自分から〝動けない状況〟や〝寝たきり〟を招いているようなものだと思っています。

ですから、坐骨神経痛の症状を放置するのは禁物。しびれ、痛み、だるさ、麻痺などの症状を少しでも感じたなら、できるだけ早く適切な対処をして解消しなくてはならないのです。

## 〝しびれる前〟と〝しびれた後〟では深刻度が大きく違う

それに、足などに『しびれ症状』が現われるのは、「もう待ったなしですよ」「このままじゃマズイですよ」「いま治しておかないと、どんどん悪くなっていってしまいますよ」というサインだと考えたほうがいいのです。

私は、腰痛、肩こり、首痛などの関節トラブルは、『しびれ』があるかどうかが『軽症』と『重症』の分かれ目になると思っています。〝しびれる前〟と〝しびれた後〟とではトラブルの深刻度がまったく違うんですね。

肩こりや首痛などの頸椎《けいつい》トラブルの場合も、手や腕などにしびれを感じるようになってきたなら、かなり重症になっているというサイン。しびれがないうちは、頸椎や首・肩の筋肉に疲労が蓄積しているという段階であり、まだ軽症と言っていいレベルです。しかし、手や腕にしびれが現われてきたなら、頸椎疲労が限界を超えて神経にまで悪影響を及ぼし始めたことを示しています。言わば、しびれ症状は、「もう放っていてはいけない重症のレベル」へ第一歩を踏み出してしまったという明らかな証拠なのです。

そして、これと同じことが、足やお尻のしびれについても言えるわけです。

すなわち、**足やお尻にしびれ症状が現われてきたなら、それは腰椎の疲弊《ひへい》や衰弱の度合いが、もう我慢の限界を突破してしまった**というサイン。しびれ症状は腰痛トラブルが「とうとう重症レベルにまできてしまいましたよ」というサインであり、「これ以上放っておいたら、どんどん悪化して取り返しのつかないことになってしまいますよ」という警報であるわけです。

それに、治療成績も、〝しびれる前〟と〝しびれた後〟とでは大きく違ってきます。頸椎にしても腰椎にしても、しびれ症状が出る前であれば比較的治りやすいのですが、しびれが出始めるとだんだん治りにくくなってきます。もちろん、そのまま症状を放置していれば、どんどん〝治りにくさ〟が増して、いずれ手に負えない状態になっていってしまいます。

つまり、しびれ症状があるかないかは、頸椎や腰椎の衰えの指標であり、しびれなどの症状に直面したときが、大きなターニングポイントなのです。

だから、坐骨神経痛の症状を軽《かろ》んじてはダメ。しびれなどの症状が現われるようになったら、「自分はもう〝寝たきりの入り口〟に立たされているんだ」というくらいの危機感を持って、しっかり治療をしていくべきなのです。

しびれなどの症状が軽いうちならまだ引き返せますが、放っておいたら症状悪化の泥沼にずぶずぶとハマっていってしまい、どんどん身動きが取れなくなってしまいます。寝たきりのように体を動かせなくなってからでは遅いのです。ぜひみなさん、先々の人生で後悔をすることのないようにしていきましょう。

## 日本の『坐骨神経痛治療』の問題点

ここまでで、足のしびれや痛みを放っておくことの恐ろしさがおわかりいただけたでしょうか。しかしながら、現実に目を向けると、坐骨神経痛の症状を治療もせずにそのままにしてしまっている人はかなりの数に上ると考えられるのです。

そのなかには、「どうせ治らない」「症状とつき合っていくしかない」と治療するのを半ばあきらめてしまっているような人もいらっしゃいます。そういうあきらめ加減の方々は、とくに高齢者に目立ちます。

「はじめに」のところでも申し上げましたが、こうした方々には坐骨神経痛のことを「歳だから足がしびれたり痛んだりするのは仕方がない」「慢性のしびれは治しようがない」というように誤解してとらえてしまっている傾向があります。

いったいどうして、このように考えてしまう人が多いのでしょう。

私は、その原因のひとつには、医療機関における腰痛治療の態勢が影響しているのではないかと見ています。残念ながら、日本の腰痛治療界は、腰痛や坐骨神経痛に悩む方々の「痛みを取りたい」「症状をなんとかしたい」というニーズには到底《とうてい》応えられていません。要するに、「受診をしても一向に治らない」というケースが少なくなく、そのせいであきらめかけてしまっている人が多いのです。

ここでは例を挙げながらご説明しましょう。

たとえば、ぎっくり腰を起こした後、腰の痛みが引いた後も足のしびれがなかなか取れず、整形外科を受診したAさんがいます。整形外科で画像検査を受けた結果、Aさんは『椎間板ヘルニア』と診断されました。医師によれば、「ヘルニアは軽度ですが腰椎部分で神経が圧迫されているため、足に坐骨神経痛が出ているのでしょう」とのこと。ところが、その医師は「痛み止めを出しておきますので、しばらく様子を見てください」と言うだけで、これからどういう治療を行なうのかについては何も説明してくれません。

Aさんがその点を問いただすと、医師は逆に「では、手術をしますか?」と聞いてきます。Aさんはびっくりしてしまいました。ヘルニアの手術をするとなれば、けっこうな大ごとです。足のしびれを取るには、手術しか方法はないのかと聞くと、医師は「Aさんの場合はまだ軽症なので手術をするほどではありませんが、いまのうちにヘルニアを治してしまいたいなら手術をおすすめします」と言うのです。Aさんは、とりあえず手術はしないことに決め、割り切れない思いを抱えながら、しびれる足を引きずりつつ整形外科を後にしました。

このように、**腰痛から坐骨神経痛を起こした場合、整形外科で提示される治療の選択肢は「手術をするか」それとも「何もしないか」のふたつにひとつ**なのです。

もし手術をしないほうを選べば、患者さんはほとんど何の治療も受けられずに放り出されることも多くあります。整形外科医によっては、しびれなどを取るために神経ブロック注射を行なっている先生もいますが、それもしばらくの間、症状をごまかすだけの措置《そち》。根本的な解決にはなりません。

当然ながら、患者さんはその後も足のしびれや痛みに悩まされることになります。また、ぎっくり腰が再発するなどしてヘルニアが悪化してしまうと、よりいっそうヘビーな症状に悩まされることになるでしょう。

そして、こうした患者さん方が次に頼りにするのが、鍼灸《しんきゅう》、接骨、マッサージなどの治療院です。そういえば、こうした施設はどこも腰痛や坐骨神経痛を訴える人であふれかえっていることが多いですよね。しかし、こうしたところで治療を受けて一時的に具合がよくなったとしても、根本的な問題解決には至らない場合がほとんど。なかには多数の医療機関や治療院を訪ね歩き、どこへ行っても一向に治らずに疲れ果ててしまう人も少なくありません。

すなわち、こういった事情から、多くの患者さん方が腰痛や坐骨神経痛に対して「どうせ治らない」「症状とつき合っていくしかない」という〝あきらめの考え〟を抱《いだ》くようになってしまうというわけです。

## 手術をしてもしびれが取れない可能性もある

なお、ここで手術という選択肢について述べておきましょう。

先ほどの例で述べたように、坐骨神経痛で整形外科を受診すると、手術をすすめられるケースが少なくありません。椎間板ヘルニアだけではなく、脊柱管狭窄症で坐骨神経痛が出ている場合も手術をすすめられることがあります。

椎間板ヘルニアの場合は、内視鏡下手術《ないしきょうかしゅじゅつ》、レーザー手術、切開手術などの方法があります。かかる日数、かかる費用、体へのダメージなどはどの術式を選ぶかによって違ってきますが、どの場合も腰椎部分のはみ出したヘルニアを切除したり、レーザーで蒸散《じょうさん》させたりして神経に触れないようにすることが目的の手術となります。ただ、こうした手術を受けて症状がすっきりなくなればいいのですが、なかには痛みやしびれなどの症状が残ってしまうケースもあります。また、いったんは順調に回復したものの、しばらく経《た》ってから再発してしまうことも少なくありません。

脊柱管狭窄症のほうは切開手術をするのが一般的です。この手術は全身麻酔のうえ背中を切開し、腰椎を削《けず》って脊柱管のスペースを広げていくというもの。体への負担も大きく、そうそう気軽には受けられない手術です。さらに、こちらの場合もすべてすっきり解消とはいかず、手術後にしびれや痛みなどの症状が残ってしまうケースがあります。

別に私は、こうした手術を受けることを否定しているわけではありません。手術をすれば、もちろん腰痛や坐骨神経痛の症状が治る可能性もあります。しかし、**手術を受けても症状が残る場合もあるし、いったんはよくなっても再発するおそれもある**のです。そういうリスクを秤《はかり》にかけて、手術を受けるか受けないかで迷う人も多いことでしょう。そして、「すっきり治らない場合もあるのなら、手術は受けずにこのまましばらく症状とつき合っていくことにするか」という判断をする人が出てくるのも無理からぬ話です。

つまり、そういう方々は、しびれや痛み、だるさなどの症状を我慢したり、対症療法でごまかしたりしながら、だましだまし坐骨神経痛とつき合っていくことになるわけですね。みなさんのなかにも「まさに自分のことだ」と思い当たる方がいらっしゃるのではないでしょうか。

## 症状をごまかしたり、我慢したりする生活はもう卒業しよう

でもみなさん、決して治療をあきらめることはありません。しびれや痛みなどのわずらわしい症状と縁を切ることは十分に可能なのです。

現に、私の治療院では坐骨神経痛の症状と縁を切ることができた方々がたくさんいらっしゃいます。手術をすることもなく、再発することもなく、多くの方々が腰

や足の症状を完治させているのです。

そのなかには、腰痛や坐骨神経痛の症状を我慢しながら運転手の仕事を続けたためにに、歩くことさえままならないほど状態を悪化させてしまった患者さんもいらっしゃいます。その方は初めて来院されたとき、「もうこれ以上仕事を続けられないかもしれない……。まだ40代で子供が3人もいるのに、仕事をクビになってしまったら、これからの生活をどうしよう」と不安げにおっしゃっていたのですが、数回の治療で見事に痛みやしびれを取り除くことができました。いまは何の不具合もなくバリバリと働いていらっしゃいます。

また、ご家族につきそわれながら車椅子《くるまいす》で来院されたお年寄りの患者さんもいらっしゃいました。その方はずっと坐骨神経痛をごまかしながら生活してきたのですが、ある日急に痛みが激しくなって歩けなくなってしまったとのこと。初めての来院時、ご本人もご家族も「このまま足腰が立たなくなって、ずるずると寝たきりになってしまうのでしょうか」と不安を訴えられていました。しかし、この方も週1回治療に来ていただいた結果、数か月後には痛みもしびれもなくなり、スムーズに歩ける足腰を取り戻すことができました。もうすぐ80歳になられるのですが、いまは毎日元気に散歩をされているそうです。

こういう方々は、私の治療院ではめずらしくありません。本当に数え切れないほどいらっしゃいます。ですから、みなさんもあきらめずに治していきましょう。

坐骨神経痛は**必ず治すことができる**のです。

ちゃんと治るのにもかかわらず、症状を放ったまま治さずにいるのは非常にもったいないこと。適切な治療を行なって、厄介な症状につきまとわれる生活に別れを告げましょう。どういう手段をとれば坐骨神経痛が治るのかについては、次の章でくわしく説明していきます。

みなさん、もういい加減、しびれや痛みをごまかしたり、我慢したりする生活から卒業しましょう。そして、「症状にわずらわされずに済む日々」を自分の手でつかみ取っていこうではありませんか。

Part

# 2

# 悩みの種の
# しびれと痛みは
# 腰からやってくる

## 意外に知られていない
## 坐骨神経痛のメカニズム

## 「言葉で表わしにくい多様な症状」が現われる

このPart2では坐骨神経痛の症状をどうやって治していくのかについて述べていきます。

ただ、どんな疾患も、「症状を引き起こしている〝敵〟の正体」をちゃんと捉えていなければ治していくことができません。より確実に治すためにも、まずは「坐骨神経痛とはどういう症状で、どういうメカニズムで発生するのか」という点を確認し、その正体をつかんでおくことにしましょう。

最初に知っておいてほしいのは、坐骨神経痛ではじつに多様な症状が現われるということです。坐骨神経痛の症状には、〝お決まりの型〟や〝誰にでも共通するパターン〟はないと思ったほうがいいでしょう。

「いつもこんな症状が出る」というはっきりした言い方ができればいいのですが、

なかなかそうはいきません。坐骨神経痛は**しびれや痛み、だるさなどの症状の現われ方や、症状が現われる部位も人によって違う**のです。神経が腰椎のどの部分で圧迫されているかによって、症状や出現する部位が違います。また、**「痛み→しびれ→だるさ」というように、時期によって症状が移り変わるのが普通**です。ですから、どういう症状を訴えるかは、本当に〝百人百様〟と言っていいでしょう。

しかも、こうした多様な症状のひとつひとつが、言葉で表わしにくいのです。自分を悩ませている症状を他人に説明する際にうまい言葉が見つからないため、よく「何とも言えないだるさ」「説明しようのない感覚のなさ」「言葉では言えないけど、いつもと違う感じ」「痛みともしびれともつかないような嫌なピリピリ感」といった表現の仕方をする方もいらっしゃいます。

私のもとにいらっしゃる坐骨神経痛の患者さん方も、ひとりひとり、とてもさまざまな表現の仕方で症状を訴えられます。参考のために、ちょっと代表的な症状表現を挙げてみましょう。

## しびれと痛み

「足や足先にチリチリと焼けつくような痛みを感じる」
「つま先がピリピリして、つま先立ちができない」
「かかとが痛く、かかとを上げるのがつらい」
「長時間正座をした後のような、たまらなく不快なしびれ感がある」
「長い時間車を運転していると、決まってお尻がしびれてくる」
「10分も歩いているといつも足がしびれてくるので、休み休みでないと歩けなくなってしまった」
「針の上を歩いている感じがする」
「足を火でジリジリとあぶられているような感じがする」
「足や足先に皮膚がひきつれているような違和感がある」
「夜中、寝ている間にこむら返りを起こして、激しい痛みで目が覚める」
「足やお尻に、どこと特定できないような弱くて鈍い痛みがある」

## だるさや知覚異常

「足にうまく力が入らない」
「足の底の皮膚が厚くなった気がする」または「裸足《はだし》なのに、厚い靴下でもはいているような感じがある」
「足の裏の感覚がヘンで、雲の上をふわふわと歩いているような感じがする」
「外くるぶしのまわりに感覚がない」
「足の親指と人差し指の間に何か物が挟まっている感じがする」
「いても立ってもいられないくらいに足がだるい」
「足首におもりをつけられている感じがする」
「足や足先が冷たく、血液が通っていないような感じがある」
「股関節のあたりが重だるい」
「自転車のサドルに触れるあたりの感覚がない」

## 日常生活の不便

「スリッパがすぐに脱げそうになる」
「階段でよくつまずくようになった」
「靴ひもを結べない」または「靴下やストッキングをはけない」
「足の爪を切れない」
「車を運転するとき、アクセルを踏み込めない」または「アクセルを踏み込む感覚がわからなくなった」
「仰向《あおむ》けで寝た姿勢で不調な側の足を上げると、お尻に痛みが走る」

みなさんのなかにもこれらと似た症状に悩まされている方がいらっしゃるかもしれませんね。ここに並べた訴えを見れば、多様な症状があることがおわかりいただけると思います。また、坐骨神経痛がじつに「他人に説明しづらいもどかしい症状」であることもご理解いただけたのではないでしょうか。

## 椎間板ヘルニアでは、激しい痛みやしびれに見舞われる

では、こうした足やお尻のわずらわしい症状はいったいどこからやってくるのでしょう。

先にも述べたように、原因は腰にあります。しびれや痛み、だるさなどの症状をもたらす〝震源地〟は腰椎なのです。

腰椎においてトラブルを引き起こす原因は大きくふたつあります。これも先に述べましたが、そのトラブルの原因は『椎間板ヘルニア』と『脊柱管狭窄症』。すなわち、このどちらかの腰痛、もしくはふたつが合併した腰痛が〝震源〟となって、お尻や足にしびれや痛みなどの〝揺れ〟をもたらしているわけです。

ここで、ふたつの腰痛をざっくりと説明しておきましょう。

まずは椎間板ヘルニアです。

椎間板ヘルニアは、若い人から高齢者までたいへん多くの人が悩まされている腰痛です。『椎間板』とは、背骨の骨と骨の間に〝座布団〟のように挟まっている組織。腰椎においては、この〝座布団〟がクッションの役目を果たしているおかげで、腰への衝撃や荷重負担が和らげられています。

ところが、このクッションは20代半ばから早々に老化をし始め、歳を取るとともに少しずつ弾力性や柔軟性が衰えてくるのです。とりわけ、普段から習慣的に前かがみの姿勢をとっていると、椎間板に大きなプレッシャーがかかりやすく、耐久性が落ちやすくなります。そして、こうした耐久性の低下が進むと、腰にかかる荷重負担を椎間板がだんだん持ちこたえられなくなってきて、椎間板自体が全体に押しつぶされていきます。この押しつぶされた椎間板に、さらに強い力がかかると、『髄核《ずいかく》』という中身が外部へはみ出して、そのはみ出した部分（ヘルニア）が神経に触れて、痛みやしびれなどの症状をもたらすようになるのです（51ページまん中のイラスト参照）。

以上が椎間板ヘルニアが発生するメカニズム。つまり、この**ヘルニアが触れてい**

**る神経がお尻や足方面に長く延びているために、しびれや痛みなどの坐骨神経痛の症状が引き起こされる**わけです。

椎間板ヘルニアによる症状は、はっきりとした激しい痛みやしびれとして現われる傾向があります。その症状は、よく「咳《せき》やくしゃみをすると腰や下半身に電流のような痛みが走る」などと表現されます。ただ、**症状が現われるのはたいてい左右どちらかの片側の足腰**のみ。両側とも痛むことはめったにありません。それと、「起床時に症状が悪化しやすい」「前かがみの姿勢や座った姿勢をとっていると症状が悪化しやすい」「フローリングなどの硬い床の上で仰向けになると腰が痛む」といった点も特徴として挙げられます。

なお、椎間板ヘルニアは、ぎっくり腰をきっかけに発症することも少なくありません。椎間板に大きな衝撃がかかった拍子にヘルニアが飛び出てしまい、急性期の痛みが過ぎた後も、足腰にしびれや痛みなどの坐骨神経痛の症状が残ってしまうというパターンです。人によっては何度もぎっくり腰を繰り返し、そのたびに症状を悪化させている場合もあります。

## 脊柱管狭窄症になると、休み休みでないと歩けなくなる

一方、脊柱管狭窄症は、50代頃から現われ始め、60代以降になるとグッと増えてくる腰痛です。

『脊柱管』とは、脊髄神経が通っている〝背骨の内側の管《くだ》〟のこと。高齢になると、椎間板が老化したり腰椎が変形したりして、この脊柱管がだんだん狭くなってきます。そして、**脊柱管が狭くなってくると、その内部を通っている神経が圧迫されて、頻繁に腰が痛んだり足がしびれたりする**ようになるのです。（次ページ下のイラスト参照）。

これが脊柱管狭窄症発生のメカニズム。脊柱管は高齢になれば誰でも多少狭くなるので、脊柱管狭窄症は一種の老化現象と言ってもいいでしょう。おそらく、70代、80代になれば、ほとんどの人がこの腰痛を自覚しているはずです。

脊柱管狭窄症による症状は、椎間板ヘルニアに比べると〝激痛〟というほどでは

# 椎間板ヘルニアと脊柱管狭窄症

## 正常な状態

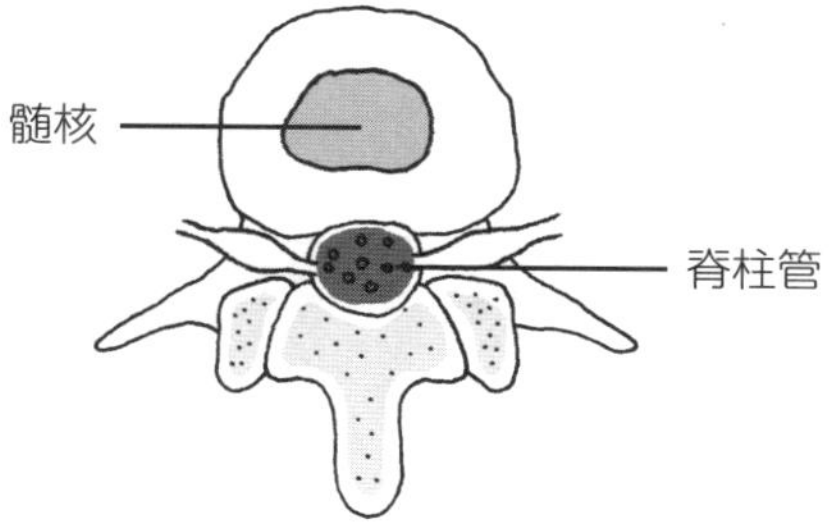


## 椎間板ヘルニア

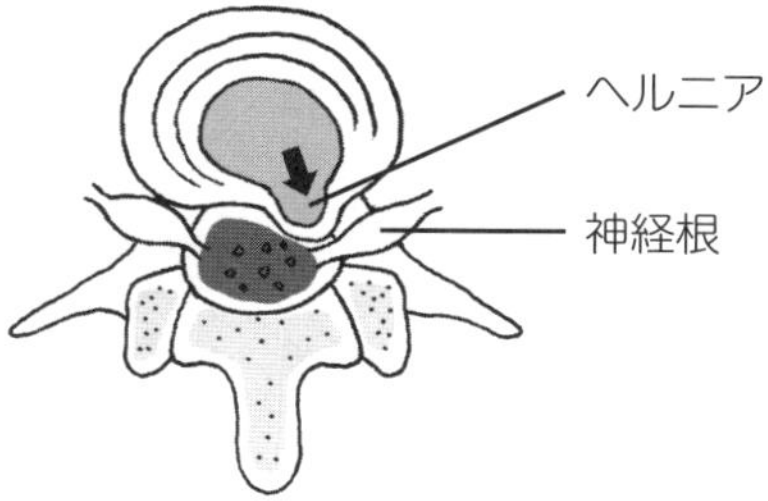


## 脊柱管狭窄症

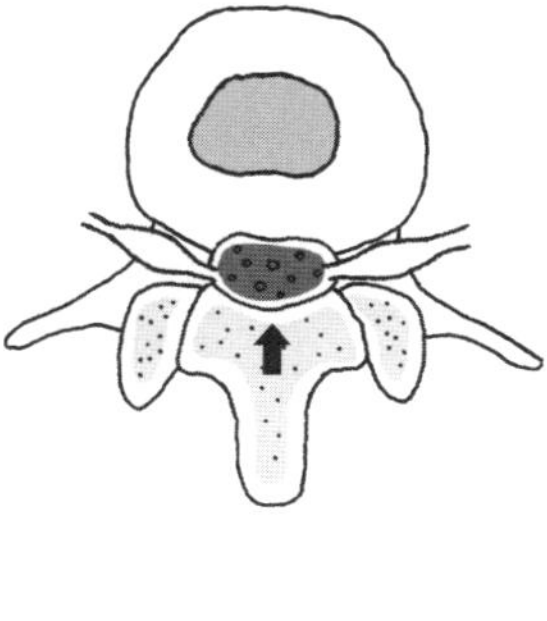

なく、どちらかというと、しつこく鈍く全体的に痛んだりしびれたりする傾向があります。また、椎間板ヘルニアの場合はだいたい片側が痛むのですが、**脊柱管狭窄症では片側だけとは限らず、両側の足腰に症状が現われる**こともあります。

この症状でもっとも特徴的なのは歩行障害です。歩き始めは無症状であっても、一定時間歩き続けていると足や腰に痛みやしびれなどの症状が出てくるようになり、足が前に出なくなってその場に佇《たたず》んでしまうようになります。ただ、ちょっと休むとまた歩けるようになるため、歩いては休み、また歩いては休みという歩き方をするようになるのです。この歩き方は『間歇性跛行《かんけつせいはこう》』と呼ばれていて、脊柱管狭窄症のもっとも代表的な症状とされています。

なお、このとき、背すじを伸ばして歩くと痛みが増し、体を丸めて歩くと痛みが和らぐ傾向があります。脊柱管狭窄症の場合、姿勢よく体を反《そ》らせているとより脊柱管が狭まることになり、神経圧迫が増して症状が強まりやすいのです。逆に、体を丸めた姿勢をとるとラクに感じやすくなります。自転車に乗っているときは体を丸めるため、歩くのはダメでも自転車なら大丈夫という人も少なくありません。ただし、この後に述べる「椎間板ヘルニアと脊柱管狭窄症の混合タイプ」のケースだと、体を丸めても体を反らせても両方とも痛いということになります。

それと、時間帯や天候の変化によって症状が左右されるのも、脊柱管狭窄症の大きな特徴のひとつです。朝・昼よりも夕方や夜のほうが症状が悪化しやすくなりますし、天候が崩れそうなときや低気圧が近づいているようなときにも症状が悪化しやすくなります。

さらに、冷えや寒さにも反応しやすく、季節の変わり目で急に寒くなったようなときにも痛みが増します。脊柱管狭窄症は血流障害の一面も持っていて、冷えや気圧の変化などによって血管が収縮して血行が悪くなってくると、てきめんに症状が悪化してしまうのです。高齢の方々のなかには、毎年寒くなるたびに痛みやしびれがひどくなり、そのたびに足腰をさすっている人も多いのではないでしょうか。

## いちばん厄介な『第三の腰痛』とは？

椎間板ヘルニアと脊柱管狭窄症は、腰痛を引き起こす二大巨頭のような存在です。腰痛についての本や家庭用の医学書において、このふたつが載っていないものはありません。みなさんのなかにも、これらに関してはある程度知識を持っていらっしゃる方は少なくないのではないでしょうか。

でも、この二大巨頭のほかに、『第三の腰痛』と言うべき厄介者がいるのです。それは『椎間板ヘルニアと脊柱管狭窄症の混合タイプ』。若いうちに椎間板ヘルニアに悩まされていた人が歳を取ってから脊柱管狭窄症になり、両方の症状を併せ持つようになるタイプの腰痛がたいへん多いのです。

私の治療院でも、この混合タイプの患者さんはかなりの数に上ります。むしろ、「純粋に脊柱管狭窄症だけ」という人はめずらしいくらいです。〝純粋な脊柱管狭窄症〟の人は脊柱管狭窄症と診断できる患者さんの1割くらいで、残りはほとんど混合タイプで占められていると言ってもいいと思います。

どうして混合タイプが多いのかについては諸説あるのですが、私は、**椎間板ヘルニアで腰椎を弱らせてしまうと、脊柱管狭窄症が進行しやすくなる**のではないかと考えています。椎間板ヘルニアになると腰椎の前側のパーツが弱ってくるのですが、前側がもろくなると、腰椎の後ろ側のパーツも地盤沈下をするかのようにもろくなってきます。後ろ側のパーツが弱ると腰椎の変形が進んでいきますので、これにより脊柱管の狭窄が進行しやすくなるのではないでしょうか。

ですから、椎間板ヘルニアの経験者は、歳を取ってきたら脊柱管狭窄症にも注意しなくてはなりません。たとえいまは腰痛に悩まされていなくとも、一度でも椎間板ヘルニアを経験したことがあるなら、「自分は混合タイプ腰痛のハイリスク者だ」と自覚しておいたほうがいいでしょう。

そして、『椎間板ヘルニアと脊柱管狭窄症の混合タイプ』の腰痛になると、たいへん厄介な症状に悩まされることになります。先にお伝えした通り、通常、椎間板ヘルニアは前かがみになると痛みが増し、脊柱管狭窄症は体を後ろへ反ると痛みが増すのですが、混合タイプの場合は、「前も後ろも両方痛い」ということになります。また、椎間板ヘルニアは朝の起床時に痛みが増し、脊柱管狭窄症は夕方に痛みが増すものですが、混合タイプの場合、「朝も夕方も両方痛い」ということが起こりがちです。しかも、混合タイプでは腰や足の痛み方やしびれ方も両方の特徴が合わさってくるため、より広範で複合的な症状に悩まされるハメになるわけです。

もっとも、ミックスされる割合は人それぞれで、混合タイプの人のなかにも「椎間板ヘルニアの症状が強く出ている人」と「脊柱管狭窄症の症状が強く出ている人」がいます。つまり、「ヘルニア7割：狭窄症3割」の人もいれば、「ヘルニア2割：狭窄症8割」の人も「ヘルニア5割：狭窄症5割」の人もいるわけです。

ちなみに、こうした混合タイプの腰痛を治す際には、どちらの症状の割合が強いかをよく見極めながら治療やセルフケアを行なっていくことになります。すなわち、ヘルニアの症状が強く出ているときは「ヘルニア向けのケア」、狭窄症の症状が強く出ているときは「狭窄症向けのケア」をする必要があるわけですね。こうしたケアについてはＰａｒｔ３で改めて述べることにしましょう。

## どのエリアに坐骨神経痛が現われるかで異常発生場所がわかる

ところで、椎間板ヘルニアと脊柱管狭窄症とでは、坐骨神経痛の症状の現われ方にも多少の違いがあります。

椎間板ヘルニアからくる坐骨神経痛の場合は、大きな特徴として、**時間とともに症状が変化する**傾向が見られます。もっとも多いのは「腰痛↓しびれ↓だるさ」という流れを辿るパターン。最初は腰や足がビリビリするような激痛に見舞われ、その激痛が一段落すると、次は足や太ももやお尻がピリピリ、チリチリとするしびれに悩まされるようになり、そのしびれが落ち着くと、足にだるさや麻痺などの知覚異常を感じるように変わっていくのです。なかにはこの流れを辿らないケースもありますが、段階的に症状が変化していくことを頭に入れておくといいでしょう。

それと、椎間板ヘルニアでは、腰椎のどの部分の神経が圧迫されているかによって、坐骨神経痛が出現するエリアが違ってきます。このため、足のどの部位に症状が現われるかを見れば、腰椎のどの辺に異常が発生しているかを推測することができるわけです。このパターンは大きく3つあり、次ページからA、B、Cとして症状が出るエリアを図示しています。ぜひ参考にしてください。

また、脊柱管狭窄症からくる坐骨神経痛のパターンも、Dとして図示してあります。脊柱管狭窄症による足の症状は、椎間板ヘルニアに比べると、アバウトかつ全体的に現われるのが特徴です。とくに、**ひざから下は全体的に痛んだりしびれたりする**傾向があります。症状の出方も椎間板ヘルニアのような変化はなく、鈍い痛みやうっとうしいしびれが、いつまでもしつこく続くようになります。

ただし、これはあくまで目安です。椎間板ヘルニアと脊柱管狭窄症が組み合わさった混合タイプになると、部分的にしびれたり全体的に痛くなったりと、いろんな部位に複合的な症状が現われます。この場合は、とても〝パターン〟で分けることができません。

それと、A～Dで示すパターンもあくまで典型例であり、必ずしもこのように症状が出ないケースもあることを、ご承知おきください。

## A 椎間板ヘルニアによる坐骨神経痛（腰椎3番と4番の間の神経が圧迫されている場合）

**椎間板ヘルニアによる坐骨神経痛**
**（腰椎３番と４番）**

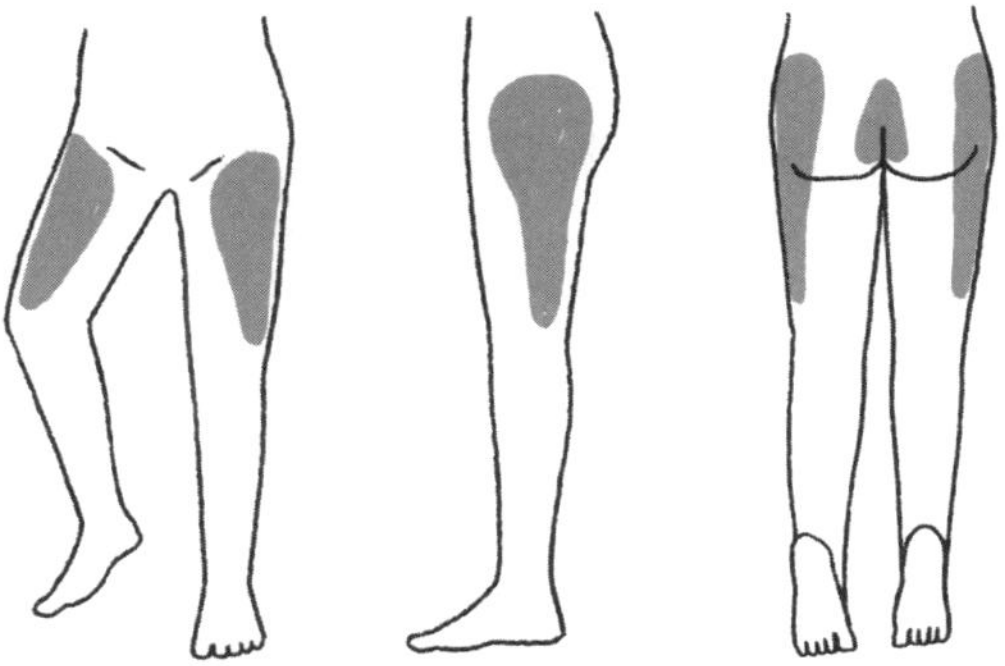

腰椎の3番と4番の間から出ている神経が圧迫されると、上のエリアに坐骨神経痛が現われやすくなります。

まず、太ももの前側からひざにかけてのやや外側寄りのエリア。それと後ろ側では、お尻の中央部のエリアとお尻の横側から太ももの横側にかけてのエリアに症状が出やすくなります。

このパターンの坐骨神経痛は、太もも前側や横側を中心として、お尻や足のひざより上側のほうに集中的に症状が出るのが特徴と言っていいでしょう。

椎間板ヘルニアによる坐骨神経痛
（腰椎４番と５番）

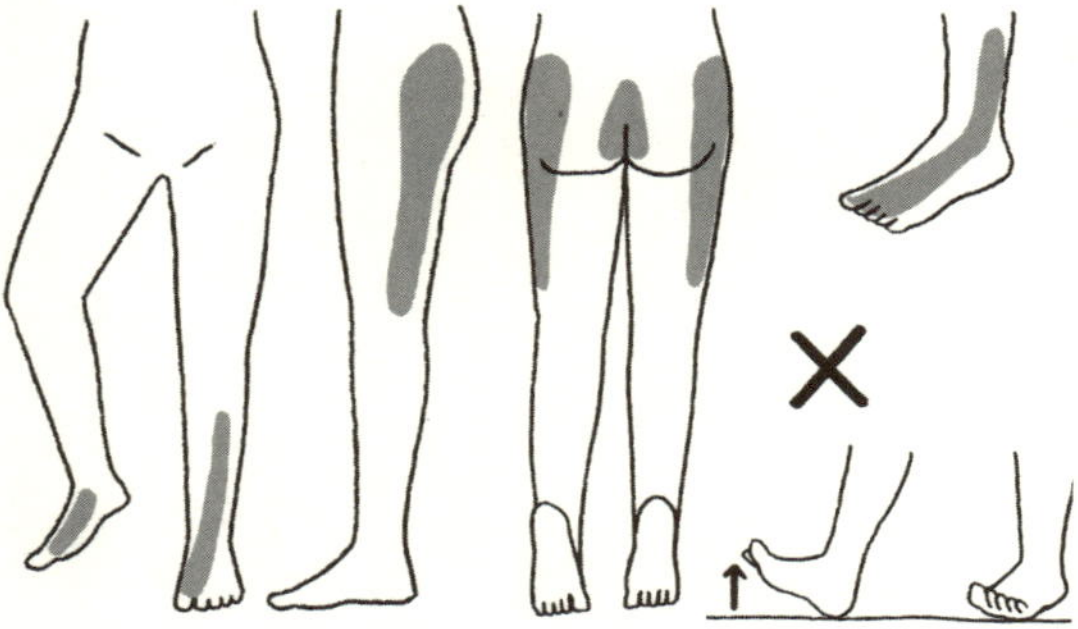

B

## 椎間板ヘルニアによる坐骨神経痛（腰椎4番と5番の間の神経が圧迫されている場合）

腰椎の４番と５番の間から出ている神経が圧迫されていると、上のエリアに坐骨神経痛が現われやすくなります。

お尻の割れ目付近とお尻の横から太ももの横、ひざ横側にかけて。また、ひざ下では脛《すね》の外側から足先内側にかけてのラインに症状が出る傾向があります。

このパターンは足先に痛みなどの症状が出やすく、つま先を上げてかかと立ちをするのがつらくなります。さらに、足の親指と人差し指の間に物が挟まっているような感覚異常が現われることもあります。

椎間板ヘルニアによる坐骨神経痛
（腰椎５番と仙骨）

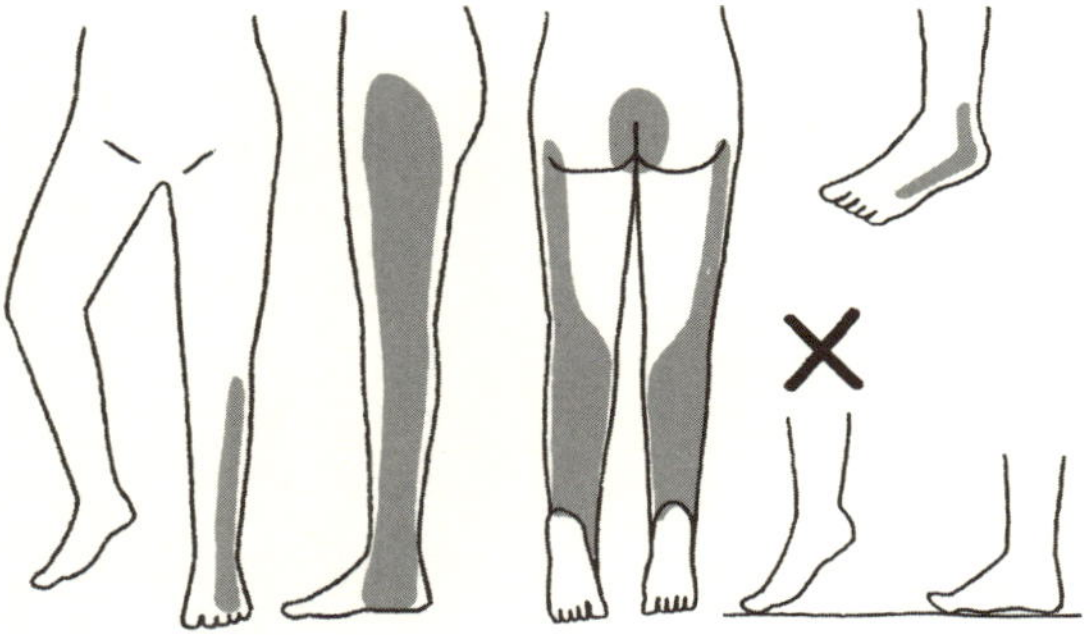

## C 椎間板ヘルニアによる坐骨神経痛（腰椎5番と仙骨の間の神経が圧迫されている場合）

腰椎の5番と仙骨《せんこつ》の間から出ている神経が圧迫されていると、上のエリアに症状が出やすくなります。

症状が現われやすいのは、お尻の割れ目付近と、太ももからひざ、ふくらはぎ、くるぶしの横側にかけてのライン。さらに、ふくらはぎの後ろのエリアは全体的に症状が出る傾向があります。

なお、このパターンでは、かかとやくるぶしに症状が出ることが多く、痛くてかかとを上げられず、つま先立ちができないというケースもよく見られます。

## D 脊柱管狭窄症による坐骨神経痛
### （腰椎部分の脊柱管内神経が圧迫されている場合）

脊柱管狭窄症による坐骨神経痛

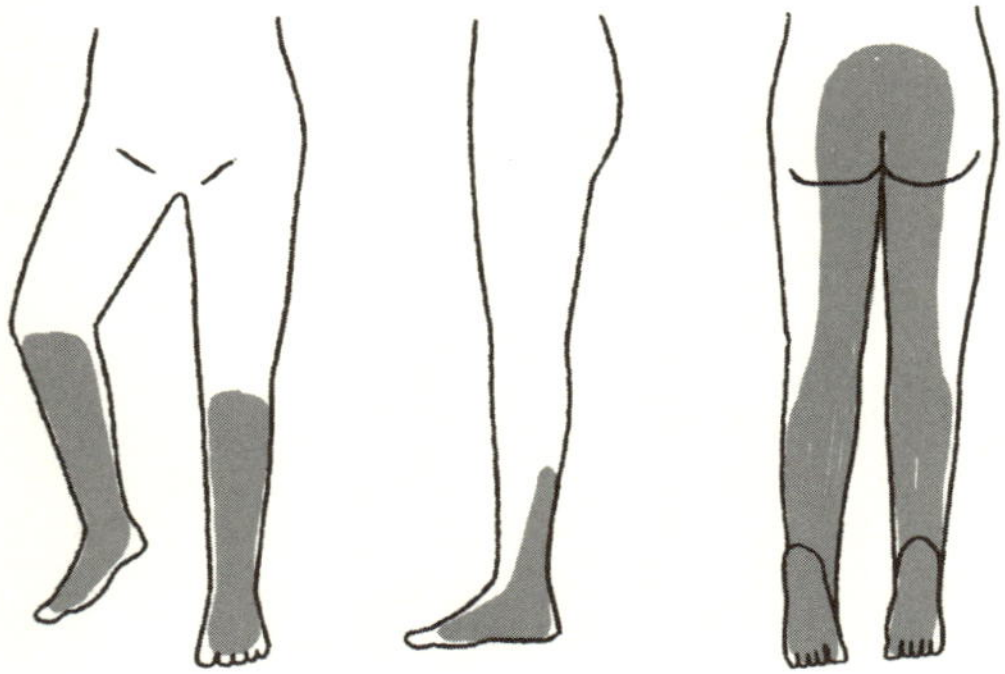

Ｄパターンは、脊柱管狭窄症で症状が現われやすい場所です。体の後ろ側は、お尻の中央部や割れ目、股のつけ根から太ももの内側、ひざの内側にかけて。また、ひざから下は全体的に症状が出る傾向がありま す。

それと、脊柱管狭窄症からくる坐骨神経痛の場合、足裏のしびれや麻痺などの感覚異常を訴えることも。裸足なのに厚い靴下をはいているように感じられたり、針の上を歩いているかのように足裏がしびれたりする場合もあります。

## 骨盤のサスペンション・システムが働いているかどうかがカギ

ここまで坐骨神経痛の症状の多様性や、症状が現われるメカニズムについてご紹介してきました。

ではここからは、これまで述べてきた内容を踏まえて、坐骨神経痛の症状をどうやって解消させていくかをご説明していくことにしましょう。

これまで繰り返し述べてきたように、足やお尻にわずらわしい症状をもたらす大もとの原因は腰椎にあります。椎間板ヘルニアにしても脊柱管狭窄症にしても、腰椎が健康な状態であれば発生することはありません。これらの腰痛が現われるのは、長年腰に負担をかけ続けてきて、さんざん腰椎を疲弊させてしまったから。要するに、神経を圧迫してしまうほどボロボロの状態になるまで、腰椎を疲れさせてしまったことがいけないわけです。

それでは、どうしてそんなに腰椎が疲弊してしまうのでしょう。

みなさんはなぜだと思いますか？

悪い姿勢ばかりとっているせい？　歳を取ってきたせい？　それとも長年の運動不足のせい？

もちろん、そういう要因も関係してはいるのですが、じつは、腰椎の疲弊には〝ある関節の不具合〟が非常に大きく影響しているのです。

その関節が『仙腸関節《せんちょうかんせつ》』です。

仙腸関節は、骨盤中央の仙骨と、その両脇の腸骨《ちょうこつ》とをつないでいる左右対の縦長の関節です。

骨盤は動かないと思っている人も多いかもしれませんが、仙腸関節は前後左右に数ミリほどの可動域があることが知られています。そして、この仙腸関節の可動域が腰椎にとって非常に重要な役目を果たしているのです。

仙腸関節の可動域は、私たちの体にとって欠かすことのできないクッションなのです。その数ミリ部分は、**体の重みや外部からの衝撃をしなやかに受け止めつつ、荷重や衝撃をやわらげる緩衝《かんしょう》地帯のような機能**を持っています。

## 骨盤の構造と仙腸関節の位置

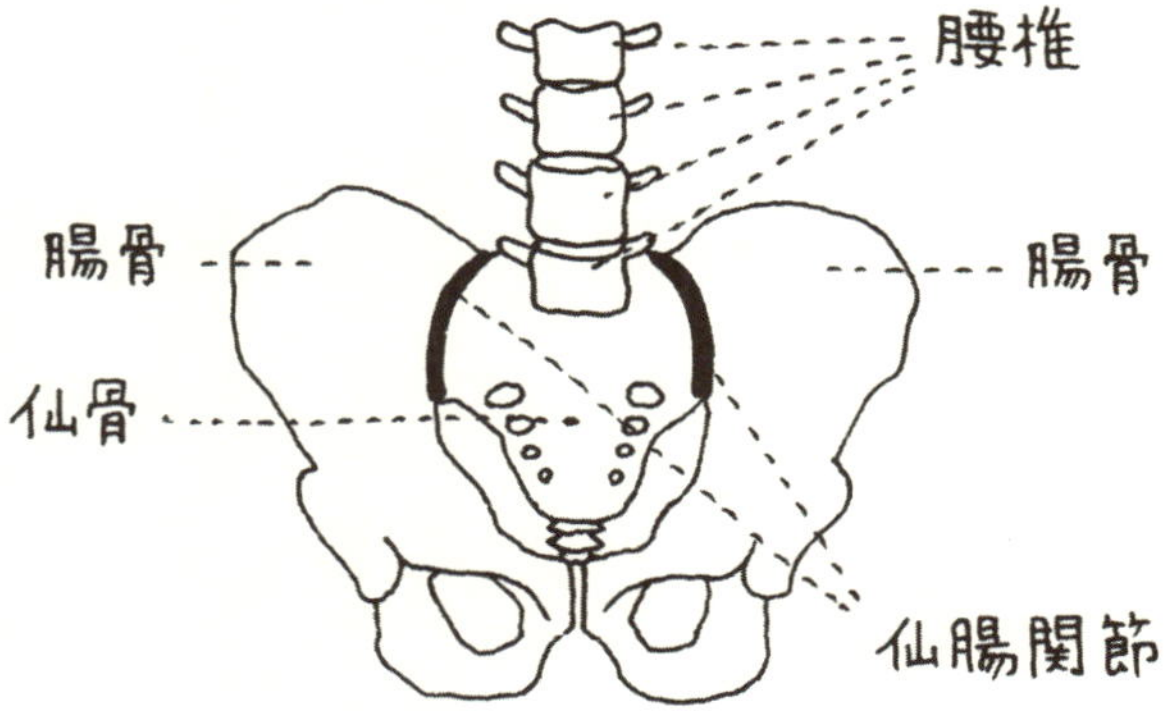


たとえるなら、車のサスペンション・システムがわかりやすいかもしれません。サスペンションという緩衝システムがあるのとないのとでは大違い。サスペンションが利《き》いていれば、多少のでこぼこ道でも問題なく走れますが、もしサスペンションなしででこぼこ道を走ったら、あっという間に車体がボロボロに傷んでしまうのではないでしょうか。

私たちの体にも同じことが言えます。つまり、仙腸関節というサスペンション・システムが正常に働いていないと、体が荷重や衝撃の負担を直《じか》に受けることになり、あっという間にボロボロになってしまいます。そして、その負担のあおりをいちばんまともに受けるのが腰椎なのです。

そもそも、腰椎と仙腸関節とは、〝ふたり一緒のコンビ〟で協力して働いている間柄だと言っていいでしょう。

この〝ふたり〟の仕事は「重い体を支えながら、荷重や衝撃を和らげること」です。〝ふたり〟はいつも負担を分け合って、お互いに助け合いながら仕事をしているようなもの。〝ふたり〟が日々息を合わせて役目を果たしているからこそ、わたしたちは、ずっしりと重い体を支えつついろいろな動きをスムーズにとることができるわけです。言い方を換えれば、腰椎にとって、仙腸関節はなくてはならない〝相方〟的存在であり、腰椎は仙腸関節という存在なしでは〝ひとり〟でやっていくことができないものなのです。

しかし、コンビのうちの〝ひとり〟が倒れてしまったらどうなるでしょう。仙腸関節という〝相方〟が機能不全に陥って働かなくなってしまったら、腰椎はそれまで〝ふたり〟でやっていた仕事を全部〝自分ひとり〟で背負わなくてはならなくなります。一気に仕事の負担が倍増するようなものですから、オーバーワークで疲れてしまうのも当たり前ですよね。そういう状態が長く続けば、いずれボロボロに疲弊して倒れてしまうことでしょう。

つまり、腰椎が椎間板ヘルニアや脊柱管狭窄症になるほどボロボロになってしまうのは、仙腸関節のクッションがちゃんと働いていないせい。腰痛や坐骨神経痛を引き起こす大もとの原因は仙腸関節の機能異常にあるのです。

## 仙腸関節という相方が〝ひっかかり〟で動けなくなってしまう

ところが、腰椎にとって大切な〝相方〟である仙腸関節は、たいへん機能異常を起こしやすいのです。

先ほど、仙腸関節には数ミリの可動域があると述べましたが、この関節可動域はわりとちょっとしたことで動きが落ちてしまいます。すると、クッション機能が大幅に低下し、腰椎に多大な負担をかけることになってしまうのです。

仙腸関節の機能を低下させるもっとも大きな原因は〝ひっかかり〟です。これは関節内で骨同士が接触して、ひっかかったように動かなくなってしまう現象。専門的には『ロッキング』と呼ばれているのですが、これが起こるとまるでカギでもかけられたかのように関節が動かなくなってしまうのです。これにより仙腸関節のクッション機能が働かなくなってしまうわけですね。

では、どうしてこうした〝ひっかかり〟が発生するのか。

仙腸関節のひっかかりを生む**最大の原因は、悪い姿勢習慣と座りっぱなしの習慣**です。長い時間前かがみの姿勢を続けていたり、1日のほとんどの時間を座って過ごしていたりすると、その間上半身の重みが腰椎や仙腸関節にかかり続けることになります。また、体を丸めた姿勢を続けていると背中の脊柱起立筋《せきちゅうきりつきん》が緊張しっぱなしになるのですが、この筋肉の末端は仙骨についているため、仙骨が常に引っ張られている状態になります。これにより仙骨が奥へ押し込まれてしまい、次第に仙腸関節の可動域を狭めていってしまうのです。

ですから、長時間デスクワークを行なっている方や長時間車を運転している方などは要注意。前かがみの習慣や長い時間座っている習慣は、仙腸関節に〝ひっかかり〃をつくる元凶だと思っておいたほうがいいでしょう。

仙腸関節がひっかかってしまう原因はほかにもあります。

たとえば、スポーツや事故などで大きな衝撃を受けたときや強く尻もちをついたときなどはリスク大。とくに最近は、スキーやスノーボードで転倒した際にひっかかりをつくってしまうケースが増えています。さらに、自転車にお尻が痛くなるくらい長く乗る人も要注意。サドルで仙骨が押し込まれるため、仙腸関節がずれてひっかかりやすくなるのです。

それと、女性に多いのが出産をきっかけにひっかかってしまうケース。分娩《ぶんべん》の際、仙腸関節は大きく広がるのですが、分娩後に元の位置に戻る際にずれてしまうのです。ただし、もともとあったひっかかりが分娩を機に正常に戻る場合もあります。

日本人にはこのような理由から仙腸関節が機能しなくなっている人が非常に多いのです。私は、日本人の8割方は、仙腸関節に〃ひっかかり〃などのトラブルを抱えていると見ています。

しかも、たいていの人は、自分の仙腸関節が不調だということにまったく気がつかないまま日々を送っています。つまり、日々腰椎に多大な負担をかけ続けていることにも気づかず、年々腰椎を疲弊させてしまっているのです。

そういう状態で年齢を重ねていけば、腰椎がボロボロになってしまうのも当たり前。みんな、仙腸関節の不具合に気づかないせいで、知らぬ間に腰を傷めて腰痛や坐骨神経痛に悩まされているというわけです。

## 歯車のサビつきを取れば、痛みは解消へと向かう

では、腰椎が一方的に疲弊していく悪循環から抜け出すにはいったいどうすればいいのでしょう。

そう。それには仙腸関節を回復させなくてはなりません。

仙腸関節の可動域を回復させると、そのとたんクッション機能がよみがえり、腰椎にかかっているプレッシャーは大幅に減少します。言わば、仙腸関節という〝相方〟が回復して〝黄金コンビ〟が復活すると、腰椎も過重労働から解放されて元気

を取り戻すわけですね。

そして、腰椎が負担から解放されると、痛みなどの症状がてきめんに消えていくのです。腰椎がプレッシャーから解き放たれると、ヘルニアも引っ込みやすくなりますし、脊柱管のスペースも広がりやすくなります。これにより神経が圧迫されなくなり、痛みやしびれなどの悩みの症状が解消されるのです。

つまり、仙腸関節の機能を正常化することによって、腰痛や坐骨神経痛を治すことができる。しびれ、痛み、だるさ、麻痺などのわずらわしい症状を解消させることができるわけです。

それでは、仙腸関節の機能を正常化するには、いったいどんな治療をすればいいのでしょうか。

そのためにもっとも効果を発揮する治療メソッドが『関節包内矯正《かんせつほうないきょうせい》』。これこそが私がもっとも信頼を置く腰痛・坐骨神経痛の治療法なのです。

ひと言で言えば、関節包内矯正は「関節のひっかかりを取って痛みを解消させる治療法」です。

そもそも私たちの関節は、『関節包』という〝潤滑液が満ちた袋〟のなかにおさまって動いています。しかし、先ほども述べたように、関節包内の骨同士はちょっとしたことで〝ひっかかり〟を起こしてしまうことが少なくないのです。この〝ひっかかり〟を放置していると、関節はあたかも歯車がサビついたかのように動きが悪くなっていきます。サビついた歯車は、無理に動かそうとすればギシギシと音を立てて軋《きし》み出すことでしょう。こうした**関節の異常から、スムーズに動かすことができなくなり、痛みなどのトラブル発生へとつながっていく**わけです。

だから、関節包内矯正では、こうした関節の〝ひっかかり〟を解消させて、なめらかな動きを取り戻すのです。言わば、関節という歯車のサビつきを取り、スムーズに回すことによって、痛みなどの症状を解消させていくわけです。

この関節の〝ひっかかり〟は手技で解消させていきます。

たとえば、仙腸関節に関節包内矯正を行なう場合は、お尻の仙骨の位置に手を当てて力を加えていきます。仙骨をほんの少し動かすことによって、仙腸関節の数ミリの可動域を回復させていくわけです。

手技というと、カイロプラクティックのような激しい治療をイメージする人もいるかもしれませんが、関節包内矯正の力の加え方はいたってマイルドであり、痛みもほとんどありません。

この感覚を説明するために、講演などで私がよく引き合いに出すのは、建てつけの悪い雨戸やサッシです。建てつけの悪い引き戸は、力自慢の人が押しても引いてもガタピシいうだけでまったく動かないことが多いですよね。でも、開けるコツを知っている人がやると、そんなに力を入れなくてもスッと引き戸を開けることができます。

こういった手技により、ひっかかった仙腸関節を開いていき、仙腸関節の機能を回復させていくわけです。だいたい関節包内矯正がどのような治療法なのか、イメージできたでしょうか。

## 〝神経の圧迫〟が解消されるメカニズム

「仙腸関節に関節包内矯正を行なうと、どうして坐骨神経痛の症状が解消されるのか」という点について、もう少しくわしく解説しておきましょう。

足やお尻にしびれや痛みなどの症状が出るのは、腰椎において神経が圧迫されているせいだということについては先に紹介しました。圧迫されている神経は、腰椎から足先方向へと長く延びています。だから、足や太もも、お尻などの離れた部位に症状が現われるわけですね。

要するに、仙腸関節を回復させて腰椎をプレッシャーから解き放つと、この「神経が圧迫されている状態」が解消されるのです。

たとえば、椎間板ヘルニアの場合であれば、関節包内矯正によって腰椎がプレッシャーから解放されると、ヘルニアが自然に引っ込んで神経から離れていきます。

そもそも**ヘルニアは、椎間板内の圧が高まってプレッシャーに耐えられなくなった**

**ためにはみ出してしまったものであり、椎間板内の圧力が下がれば吸い込まれるように元の鞘《さや》に戻っていく**ものなんですね。

それに、私が関節包内矯正を行なう場合は、治療の際、微妙に仙骨の角度を動かして、腰椎の重心のバランスを微調整しています。すなわち、腰椎の体重がのるポイントを変えて、椎間板にかかるプレッシャーを少なくし、よりヘルニアが引っ込みやすくなるようにしているのです。

そして、こうした治療によりヘルニアが神経を圧迫している状態が解消されれば、それとともに足腰の痛みやしびれも引いていきます。ヘルニアは神経に触れないかぎり痛みやしびれをもたらすことはありませんから、足やお尻の坐骨神経痛の症状も消えてなくなっていくというわけです。

また、「神経圧迫が解消される」という点で言えば、脊柱管狭窄症による坐骨神経痛の場合も同じです。

復習すると、脊柱管狭窄症は、脊柱管が狭くなってきたことによって、その内側の脊髄神経が圧迫され、しびれや痛みなどの症状を引き起こす疾患です。

ところが、**関節包内矯正で腰椎がプレッシャーから解放されると、腰椎や椎間板が柔軟にのびのびと動くようになり、わずかながら脊柱管内のスペースが広がってくる**のです。わずかでもスペースのゆとりができると、脊柱管内で神経が圧迫される機会がグッと減ってくるため、腰や足の症状が大幅に軽減していきます。これにより、坐骨神経痛の痛みやしびれが緩和したり解消したりするわけです。

それと、関節包内矯正は『椎間板ヘルニアと脊柱管狭窄症の混合タイプ』の症状にも有効です。関節包内矯正で仙腸関節を回復させて腰椎にかかるプレッシャーを減らせば、『ヘルニアによる神経圧迫』も『狭窄症による神経圧迫』も、両方とも解消へと向かうことになります。

どちらの腰痛も、元を辿ればあまりにも腰椎を疲れさせてしまったことがいけなかったわけです。でも、仙腸関節という〝相方〟を復活させれば、腰椎が再び元気に働き出すようになります。腰椎をそういう健全な状態に戻すことができれば、神経も正しく伝達されるようになり、痛みやしびれなどの足腰のトラブルに悩まされることもなくなっていくものなのです。

## しびれや痛みなどの症状と一生縁を切ることも十分に可能

私の治療院では、日々大勢の方々が腰痛や坐骨神経痛の症状から解放されています。関節包内矯正で仙腸関節を開くと、そのとたん、たちどころにしびれや痛みなどの症状が消えてしまうこともあります。

本当に、1回の治療で治ってしまう人もそうめずらしくはないのです。ただ、私のところにいらっしゃる患者さんはかなり重症の方が多いので、もっとも一般的なのは、週1回ペースで関節包内矯正を受けていただき、2～3か月かけて治していくというペースでしょうか。

歯医者さんなどでも、週1回のペースなら治療に数か月かかるものですよね。腰痛や坐骨神経痛を治すのにも、だいたい同じくらいの時間がかかると思っていただければいいでしょう。

とにかく、みなさんにいちばん知っていただきたいのは、**腰痛や坐骨神経痛はちゃんと治せるものなのだ**ということ。ちゃんと治せるものなのですから、症状を我慢したり、治療をあきらめたりする必要はまったくないのです。

患者さんのなかには、「どこの病院に行っても治らなかった腰痛が治った」とおっしゃる方もいらっしゃいますし、「何十年も悩まされ続けたしびれ症状がウソみたいになくなった」とおっしゃる方もいらっしゃいます。

また、Ｐａｒｔ１でご紹介したように、「坐骨神経痛のせいで運転手の仕事をクビになるところだったのが、治療を受けたらすぐに治った」というケースや、「坐骨神経痛が悪化して寝たきり寸前だったのが、治療を受けたら数か月で歩けるようになった」というケースもあります。みなさん、関節包内矯正の治療を受けて、腰痛・坐骨神経痛をちゃんと克服しているのです。

それに、私の治療院では患者さんに対する関節ケアの指導に力を入れているので、そういったケアを普段からしっかり行なっていただければ、症状が再発することもありません。つまり、こうした治療やケアをちゃんと行なえば、腰痛や坐骨神経痛の症状とすっぱりと縁を切ることが可能なのです。

ですからみなさん、くれぐれも治すのをあきらめないでください。

腰痛・坐骨神経痛は完治できます。

治す方法があるのにもかかわらず、痛みやしびれなどの症状に悩まされ続けるのは人生で大きなソンをしているようなもの。症状に立ち向かい、人生をもう一度立て直すようなつもりで、治療へと舵《かじ》を切ってください。

なお、みなさんのなかには「わざわざ治療を受けに行くのはたいへんだ」「地方に住んでいるので、そう簡単には治療を受けられない」「仕事が忙しくて通院する時間がない」「なるべくなら、治療家の手を借りずに自分で治したい」という方々もいらっしゃることでしょう。

こうした方々は、セルフケアで治していくという道もあります。関節包内矯正にしても自分でできる『簡易版・関節包内矯正』がありますので、普段からケアをしっかり行なって症状を解消させていってください。

セルフケアによる坐骨神経痛解消のコツについては、Ｐａｒｔ３でくわしくご紹介していくことにします。

さあ、みなさん、治療へと舵を切りましょう。そして、しびれや痛みに悩まされない日々へ向かって、自分という船を進めていきましょう。

Part

# 3

# これをやっていれば、もう坐骨神経痛に悩まされない!

## 「しびれ」「痛み」「だるさ」と縁を切るセルフケア3本柱

## 坐骨神経痛を解消！　セルフケアの3本柱

坐骨神経痛をセルフケアで防いでいくには、普段から腰椎のコンディションをよくしておく心がけが大切になります。

これまでの章でも述べてきたように、腰椎において神経が圧迫されていなければ、足腰のしびれや痛みは発生しません。だから、しびれや痛みなどの症状が起こらないようにするには、腰椎において「神経が刺激されないような状態」をつくり出していけばいいのです。そして、そのためには、**普段から腰椎のコンディションを整えて、腰椎に疲れを蓄積させないようにする必要がある**わけです。

私は、坐骨神経痛を解消させるには、次の3つを「セルフケアの柱」にするといいと思います。

**①仙腸関節ケア**　腰椎に負担をかけないためには、仙腸関節の可動域を正常に保つ

ことが欠かせません。テニスボールを使った『簡易版・関節包内矯正』を中心としたケアを行なうことによって仙腸関節機能を健全に維持していきます。

**②腰椎ケア**　腰椎の柔軟性をキープし、できるだけ腰椎に疲れをためないように、体操をしたり、腰を温めたり、腰をサポートしたりするのを習慣にし、さまざまな方法で腰椎をケアしていきます。

**③ウォーキング・ケア**　腰痛や坐骨神経痛を防ぐには〝歩く習慣〟が欠かせません。「足腰がしびれるから歩かない」という姿勢では状態は悪くなっていくばかり。むしろ、「日々積極的に歩くことで症状を治していく」という姿勢が必要となります。

具体的にどのようなケアをするのかについては、これから順にご説明していきます。ぜひこの『セルフケア3本柱』を習慣にして、腰椎のコンディションを良好なままキープしていってください。日々積み重ねるケア習慣は、着実にみなさんの足腰に力をつけることにつながっていくはずです。1日1日のケアを大切にしながら、自分の力で坐骨神経痛を克服していきましょう。

## 『簡易版・関節包内矯正』にトライしよう

最初にご紹介するのは『仙腸関節ケア』です。

Ｐａｒｔ２でご説明したように、仙腸関節は全身のクッション機能の要《かなめ》となる関節です。仙腸関節のクッションが正常に機能していれば、腰椎は問題なく役目をこなしていくことができますが、ここに異常が生じると、腰椎は重いプレッシャーに苦しみ、どんどん疲れをためていってしまうことになります。ですから、普段から仙腸関節のケアを行なって、クッション機能を正常にキープするといいのです。

この仙腸関節ケアには、『簡易版・関節包内矯正』がたいへん有効です。さっそくやり方をご説明しましょう。

まずは、２個の硬式テニスボールを用意してください。そして、この２個のテニスボールをくっつけて、ガムテープなどを巻いてずれないようにしっかり固定します。この際、無色透明のテープを使用すると、見た目もきれいに仕上げることができるはずです。これで準備は完了です。

ケアを行なう際は、お尻の仙腸関節の部分に2個のテニスボールを当てて、そのまま仰向けに寝そべります。このとき、必ず畳やフローリングなどの硬くて平らな床の上で行なってください。布団やベッドなどの上では十分な効果を上げることができないので注意しましょう。また、枕は使わずに横になってください。

おそらく、ボールに体重がのると、関節の部分に圧がかかってイタ気持ちいいような刺激を感じることでしょう。これは仙腸関節が刺激されてゆるんできている証拠です。もし痛すぎる場合は、両ひざを曲げて、腰を少し上げながら刺激の強さを調整しても構いません。ボールに腰をのせたまま、リラックスして1~3分ほどその姿勢をキープしましょう。

以上でケアは終了。1回3分以内、1日3回までを守って実践してください。

ケアの後には、腰が軽く感じられる方も多いのではないでしょうか。軽度の腰痛や坐骨神経痛であれば、これを行なっただけで症状が解消してしまう場合もあります。すなわち、テニスボールの刺激を受けて仙腸関節の動きがよくなって、腰椎にかかっていた負担が減ったことが症状の軽減につながったというわけですね。

なお、この『簡易版・関節包内矯正』を行なう際は、ボールを当てる仙腸関節の位置を間違わないように気をつけてください。講演などの際に参加者の方々に指導をしていると、**ボールを腰椎付近に当ててしまう人が多いのですが、これは間違い。もっと下の骨盤上部に当てる**のです。

ボールを当てる仙腸関節の位置を探すには、もう1個テニスボールを準備しておくと便利です。まず、お尻の割れ目の上にある〝尾骨《びこつ》の出っ張り部分〟に1個のテニスボールをあてがいます。そして、その上に逆三角形になるように2個つなげたテニスボールをセットしてください。そうすれば、ちょうど2個のボールが仙腸関節に当たる位置にくるはずです。尾骨に当てた1個のボールを外せば、あとは床に寝そべるだけということになります。

私はこの『簡易版・関節包内矯正』を起床後と就寝前に1回ずつ行なうのをおすすめしています。生活の中で床に寝そべることのできる機会はそう多くないので、

## 『簡易版・関節包内矯正』のやり方

**1** 2個くっつけたテニスボールと1個のテニスボールを用意する

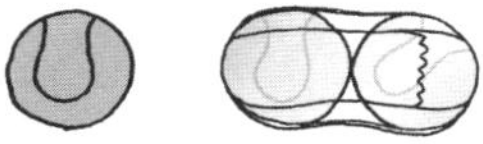

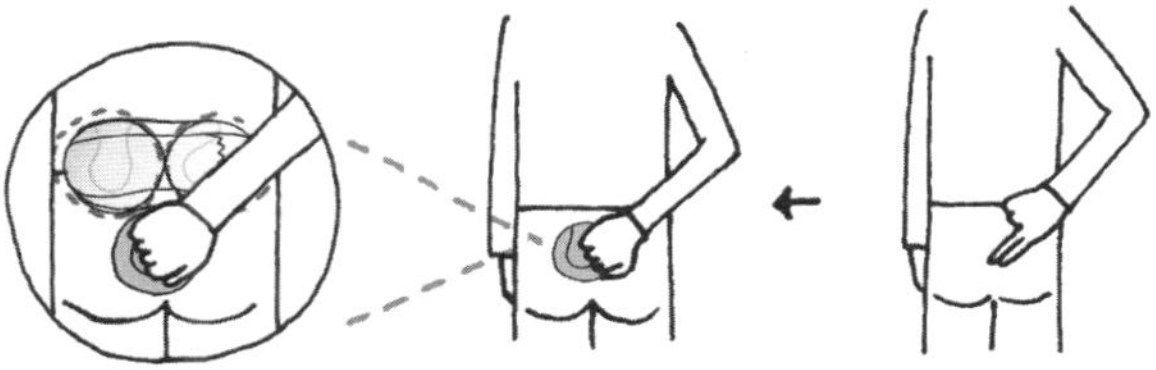

**2** 仙腸関節の位置を探す。まず、指先で尾骨の位置を探り、テニスボールを1個あてがう。その上に2個のテニスボールをセットすれば、仙腸関節に当たる。尾骨の位置に当てた1個のボールは外す

**3** 畳やフローリングなど、平らで硬い床に座り、仙腸関節の位置にボールをあてがう

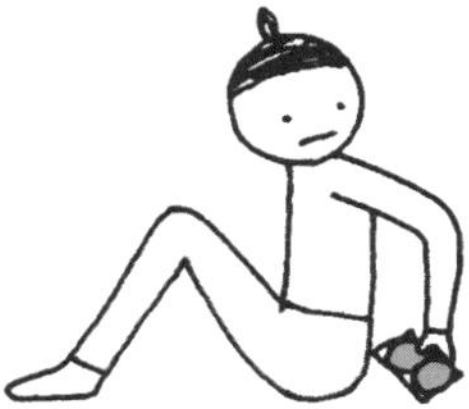

**4** テニスボールの位置がずれないよう注意しながら、仰向けに。枕は使わず、リラックスして1～3分間この姿勢をキープ。痛すぎる場合は両ひざを曲げる

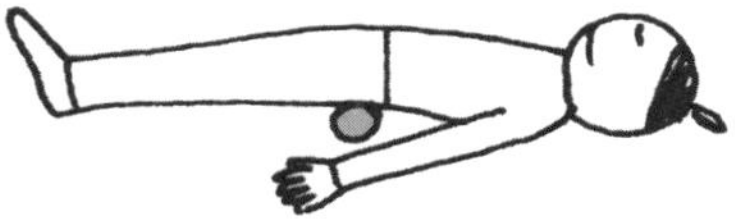

睡眠の前後で習慣づけてしまうのがいちばん長続きしやすいのです。毎日の習慣として続けていけば、仙腸関節と腰椎のコンディションをいつまでも良好にキープすることができるでしょう。

これを行なうか行なわないかで、腰痛や坐骨神経痛に見舞われるリスクは大きく変わってきます。すでに症状に悩まされている方はもちろん、「いまは症状がない」という方も腰痛・坐骨神経痛予防のために、ぜひとも習慣づけてみてください。

## 痛いところへの『テニスボールごろごろマッサージ』もおすすめ

なお、現在進行形で坐骨神経痛の症状に悩まされているという方には、『簡易版・関節包内矯正』とセットにして行なっていただきたい症状の緩和法があります。

これには1個の硬式テニスボールを使用します。

坐骨神経痛では、お尻、お尻や太ももの横側、太ももの前側にしびれや痛みなどの症状が現われることが少なくありません。要するに、こうした〝**痛む場所**〟**に1**

**個のテニスボールを当て、横になって体重をかけることによって患部をマッサージしていく**のです。

〝痛む場所〟ごとに簡単にやり方を紹介しましょう。

## お尻、太ももの後ろ側に症状がある場合

お尻や太ももの症状が出ている場所に1個のテニスボールを当て、床に仰向けになります。このマッサージは、ボールに体重をうまくのせるのがポイント。痛くない側のひざを曲げて足をクロスさせ、体を斜めにしていくと、ボールに体重をのせることができます。また、体を揺り動かしながら、ボールをごろごろ動かしてマッサージをしていくのもOK。3〜5分続ければ、お尻や太もものしびれや痛み、だるさが取れてくるでしょう。

## お尻、太ももの横側に症状がある場合

お尻や太ももの症状が出ている場所に1個のテニスボールを当て、当てた側を下

にして床に横になります。体を真横にして、ボールに十分に体重をのせるようにしてください。少し体を動かしながら、ボールをごろごろさせるとよりマッサージ効果が高まります。3～5分間続けて患部をほぐし、しびれや痛み、だるさなどの症状を取っていくようにしましょう。

## 太ももの前側に症状がある場合

太もものしびれや痛みが出ている場所に1個のテニスボールを当て、床にうつ伏せになります。ボールに十分に体重をのせて、3～5分間マッサージしましょう。他の場合と同様に、ボールをごろごろさせて患部をほぐしていくのもおすすめ。ボールの圧力による刺激が患部に伝わって、太ももの前側のしびれや痛みが和らいでくるでしょう。

なお、これらの『テニスボールごろごろマッサージ』は、どの場合も畳やフローリングなどの硬い床の上で行なってください。『簡易版・関節包内矯正』と同様、布団やベッドの上では効果を上げることができません。

## 『テニスボールごろごろマッサージ』のやり方

### お尻、太ももの後ろ側に症状がある場合

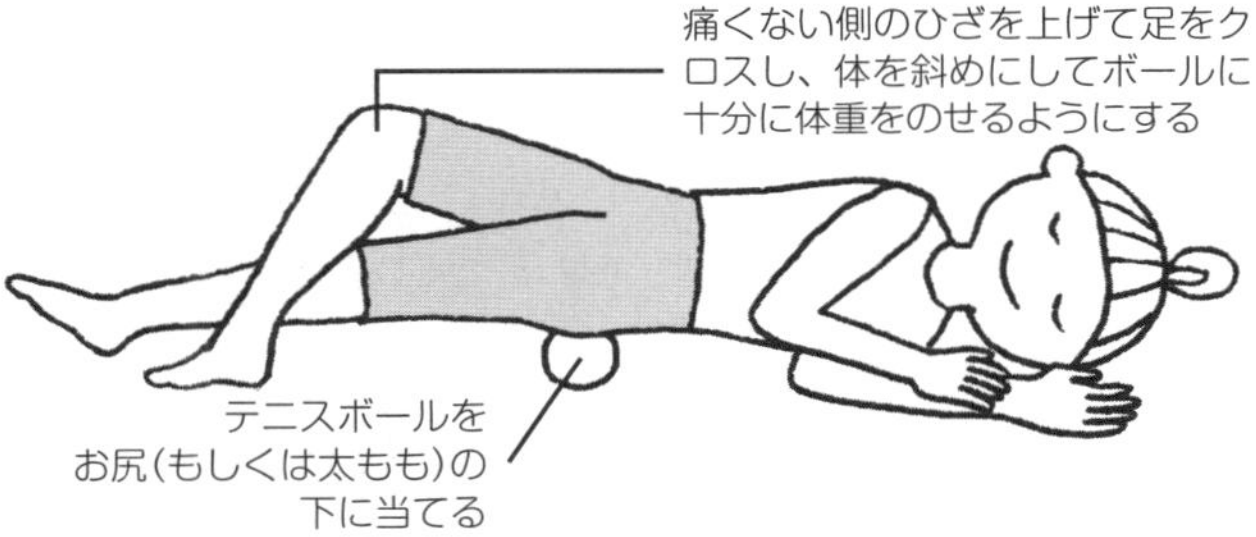
痛くない側のひざを上げて足をクロスし、体を斜めにしてボールに十分に体重をのせるようにする
テニスボールをお尻(もしくは太もも)の下に当てる

### お尻、太ももの横側に症状がある場合

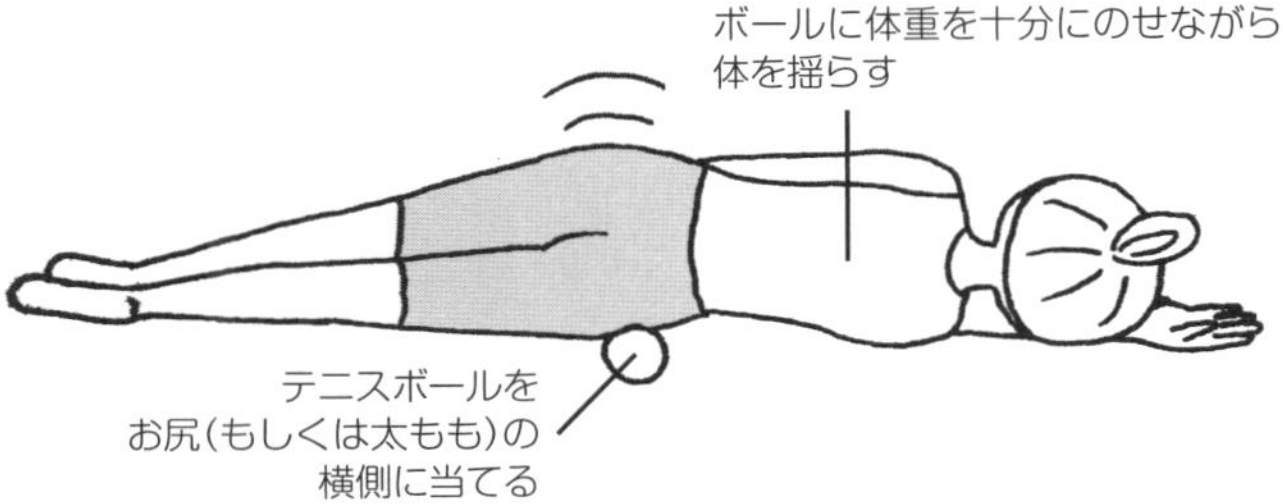
ボールに体重を十分にのせながら体を揺らす
テニスボールをお尻(もしくは太もも)の横側に当てる

### 太ももの前側に症状がある場合

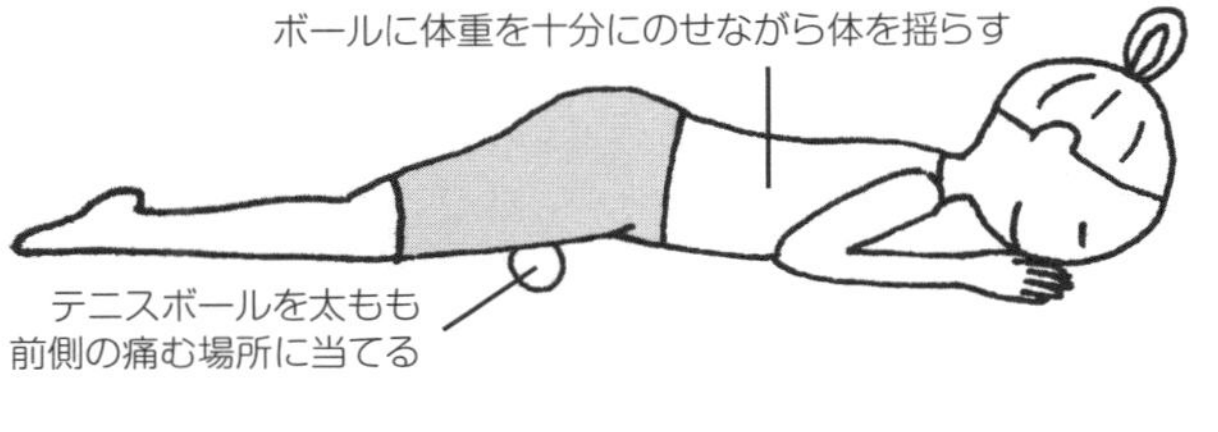
ボールに体重を十分にのせながら体を揺らす
テニスボールを太もも前側の痛む場所に当てる

夜、寝る前に行なえば症状が和らいでぐっすり眠れるようになるでしょうし、朝、起床後に行なえば症状が軽減してその日1日を健やかに過ごすことができるでしょう。ぜひ、『簡易版・関節包内矯正』と併せて行なうようにしてください。

## 『仙腸関節ストレッチ』なら立った姿勢でもできる

さらに、日中、どうも足腰の調子がおかしいというときに、立った姿勢で仙腸関節をケアする方法もあります。

それは『仙腸関節の動きをよくするストレッチ』です。

やり方は簡単です。次ページのイラストのように、まず、しびれや痛みが出る側の足を斜め後ろ45度方向に伸ばしてベンチや柵などの〝低めの台〟にのせます。そのうえで痛む側の腰に手を当て、強めにグッと腰を押し込んでみてください。

手を当てて押し込むのはちょうど骨盤の腰骨の出っ張りあたりです。方向は、斜め前45度方向。〝後ろへ伸ばした足〟と〝腰を押す方向〟が一直線になるように押

# 『仙腸関節ストレッチ』のやり方

## 左側に症状がある場合

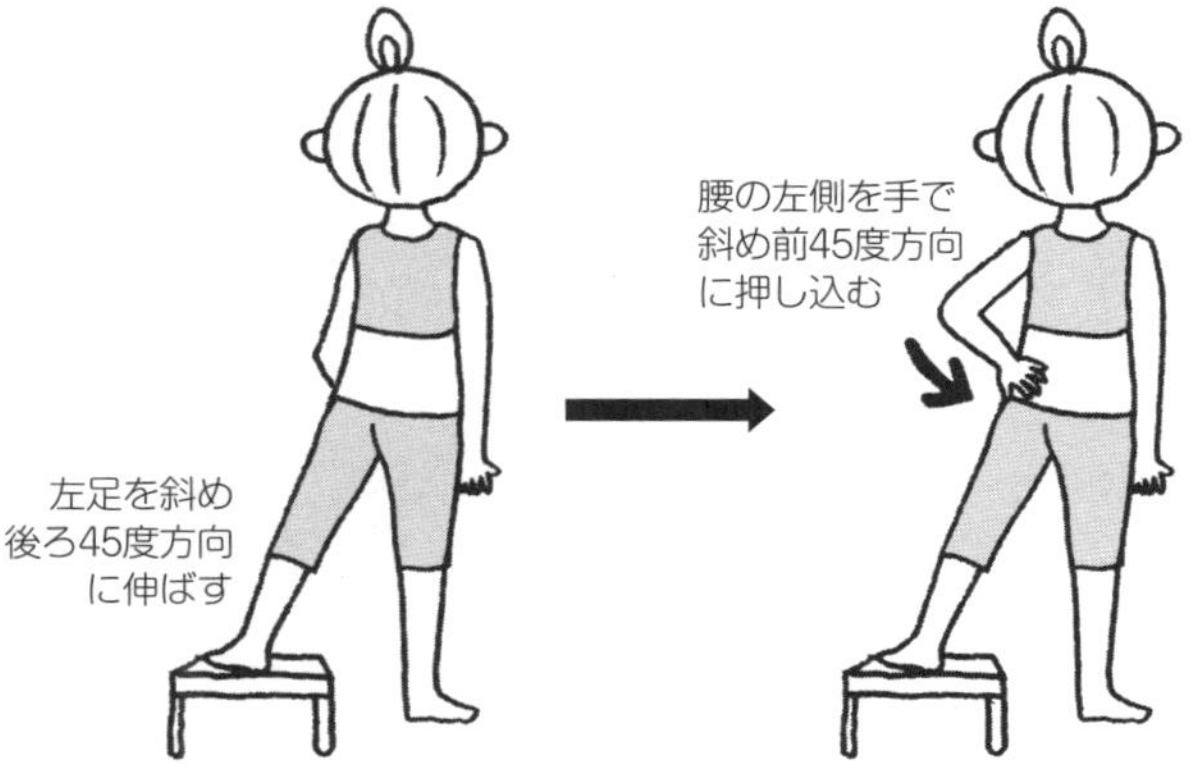
左足を斜め
後ろ45度方向
に伸ばす
腰の左側を手で
斜め前45度方向
に押し込む

## 右側に症状がある場合

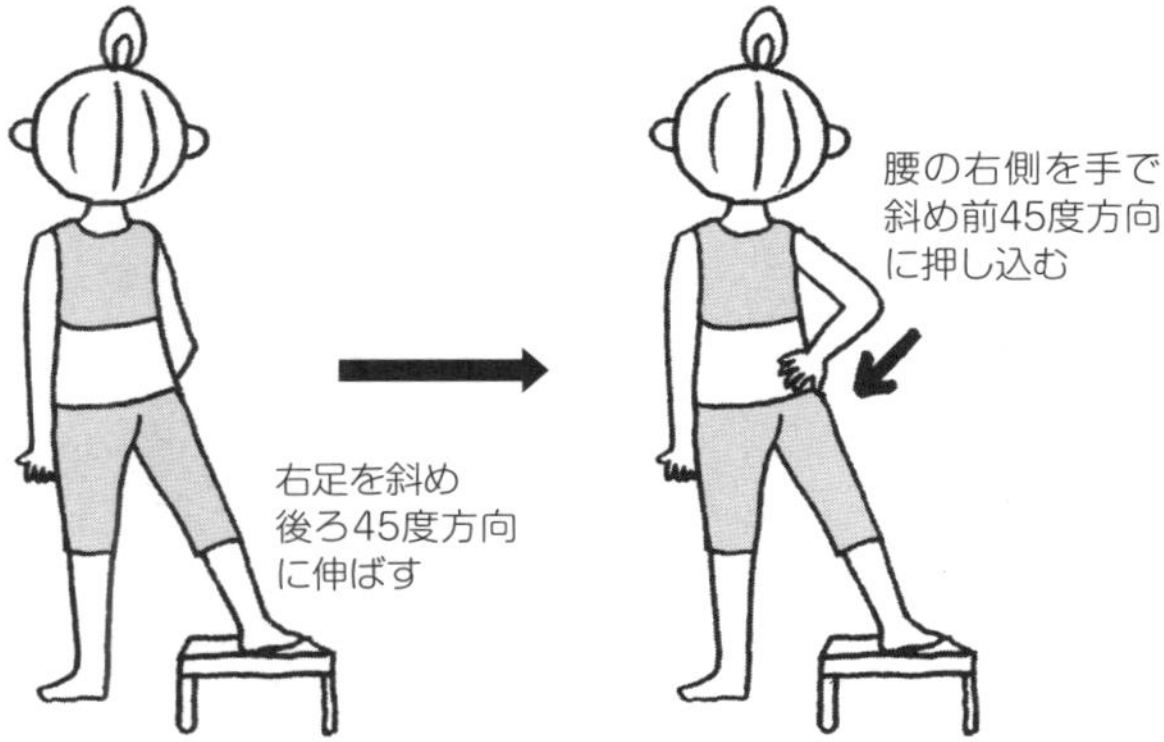
右足を斜め
後ろ45度方向
に伸ばす
腰の右側を手で
斜め前45度方向
に押し込む

し込みましょう。すなわち、もし右側の足腰に痛みやしびれがあるのであれば、右足を右斜め後ろ45度方向の台の上に投げ出し、腰の右側を左斜め前45度の方向へ向かってグイッと押し込むのです。これを数回繰り返してください。

このストレッチを行なうと、痛む側の仙腸関節が刺激されて動きがよくなります。これにより**腰椎にかかる負担が軽くなり、足腰のしびれや痛みが改善される**のです。

ですから、日中の活動時、しびれや痛みが出たときや出そうなときに、応急手当的にこの仙腸関節ストレッチを行なうといいでしょう。立った姿勢で行なうこのストレッチであれば、オフィスや公園などで行なうことも可能です。また、「これから軽く運動をしよう」というときに、準備運動としてこの仙腸関節ストレッチを行なうのもおすすめです。私はいつもウォーキングをする前、このストレッチで仙腸関節をほぐしてから歩くようにしています。仙腸関節の動きがよくなると、足腰の歯車の回転が全体的によくなって、運動のパフォーマンス向上につながるのです。

なお、このストレッチには回数の制限はありませんので、普段の生活の中で気がついたときに行なって構いません。たとえば、朝、仕事を始めるときに気合を入れるつもりで行なってみたり、夕方、仕事で疲れたときや足腰が重く感じられるようなときに行なうのもいいと思います。みなさんも、普段の生活の中でこまめに仙腸関節をストレッチしてみてはいかがでしょうか。

## 腰椎への体重ののせ方のコツをつかもう

次は、『腰椎ケア』です。

腰痛ケアのポイントは大きく3つ。「腰椎への体重ののせ方のコツをつかむこと」と「腰椎の柔軟性を高める体操」、それと「腰を温める習慣」です。

まず、「腰椎への体重ののせ方のコツをつかむこと」からご説明しましょう。

そもそも、腰痛や坐骨神経痛の症状は、腰椎への体重ののせ方のちょっとした違いで大きく左右されることが少なくありません。ほんの少し重心をずらしただけで、急に痛み出すこともありますし、逆に急に痛くなくなることもあるのです。要するに、体重のかかり方による非常にわずかな圧の違いで、神経が触れたり触れなかったりしているわけですね。

ですから、腰痛や坐骨神経痛では、「こっちへ重心をかけるととても痛いけど、こっちへ重心をかけるとあまり痛まない」といった「体重ののせ方による症状の出方の傾向」をつかんでおくことが大切になります。

腰椎のどの部分に体重をのせると症状が出やすいかという、一般的な傾向を挙げておきましょう。

まず、椎間板ヘルニアの人の場合は、前かがみの姿勢をとって腰椎の前側に体重がのると痛みやしびれが現われやすくなります。腰椎の前側に圧がかかるとヘルニアがはみ出しやすくなり、神経に触れやすくなるんですね。このため、このタイプの人は**普段から体を後ろへ反り気味にし、腰椎の後ろ側に体重をのせているほうがラク**ということになります。

一方、脊柱管狭窄症の人の場合は、通常、体を後ろに反らして腰椎の後ろ側に体重をかけると症状が現われやすくなります。体を後ろへ反らすと、脊柱管が通常より狭められるため、中の神経が圧迫されやすくなるのです。このため、こちらのタイプの人は**普段から体を丸め気味にし、腰椎の前側に体重をのせているほうがラク**に感じられることになります。

もっとも、椎間板ヘルニアと脊柱管狭窄症の混合タイプの場合は、この公式は通用しません。混合タイプの人は、腰椎の前側にのせても後ろ側にのせても両方とも痛いということが多いもの。この場合は、**ヘルニアの症状が強く出ているか、狭窄症の症状が強く出ているかを見極めながら、前と後ろのどちら寄りにのせていけばいいかを判断していく**ことになります。

いずれにしても、「この体勢をとっていると、いくぶん症状がマシに感じられる」「こうやって重心をかけているほうがラクに感じる」というポイントは必ずあるはずです。そういう「自分にとっていちばんラクなポイント」を見つけたうえで、ピンポイントで体重をのせるようにするといいでしょう。

なお、症状がひどい場合は、コルセットを装着して、「いちばんラクなポイント」

に重心がかかるように調整するのもおすすめです。コルセットを装着すると、腰椎や腰椎まわりの筋肉が安定し、腰椎への荷重のかかり方も安定するようになります。これによりかなり症状を抑えることができるはずです。状態がよくないときは、お風呂以外のときは着けっぱなしでも構いません。日中もつけながら活動し、症状がラクになったと感じられたら外すといいでしょう。

ただ、コルセットのつけ方には少々コツがあります。腰痛や坐骨神経痛予防のコルセットというと、ウエストの腰椎部分に巻いてしまう人が多いのですが、じつはこれは間違い。ウエストではなく、お尻のほうに巻くのが正解です。お尻を下から持ち上げるようなつもりで、骨盤を覆うように巻いてみてください。実際に巻いてみれば、そのほうが腰椎や骨盤の安定度が高く、症状軽減につながることがわかるはず。ぜひ、覚えておきましょう。

## 『オットセイ体操』と『体丸め体操』を習慣に

ふたつめの腰椎ケアは「腰椎の柔軟性を高める体操」です。『オットセイ体操』と『体丸め体操』をご紹介しましょう。

オットセイ体操は、100ページのイラストのように、うつ伏せになった状態から腕を立てて上体を起こし、胸を大きく張ってオットセイのようなポーズをとる体操です。この体操は椎間板ヘルニアが原因の腰痛や坐骨神経痛に悩まされている人にはたいへん有効です。

このオットセイ体操は、腰椎や椎間板を鍛えるトレーニングのようなもの。日常の生活では腰を丸めることはあっても、このように大きく腰を反らせる機会はそう多くはありません。ですから、**腰を大きく反らせて腰椎にいつもと逆の動きをさせる**といいのです。

この体操で腰を思い切り反らせることを習慣にしていると、腰椎や椎間板の柔軟性が高まり、椎間板についた「前寄り重心のクセ」を後ろ寄りへと変えていくことができます。また、これによって腰椎の後ろ寄りに体重をのせられるようになると、椎間板からはみ出たヘルニアが引っ込みやすくなっていくのです。軽症であれ

## 『オットセイ体操』のやり方

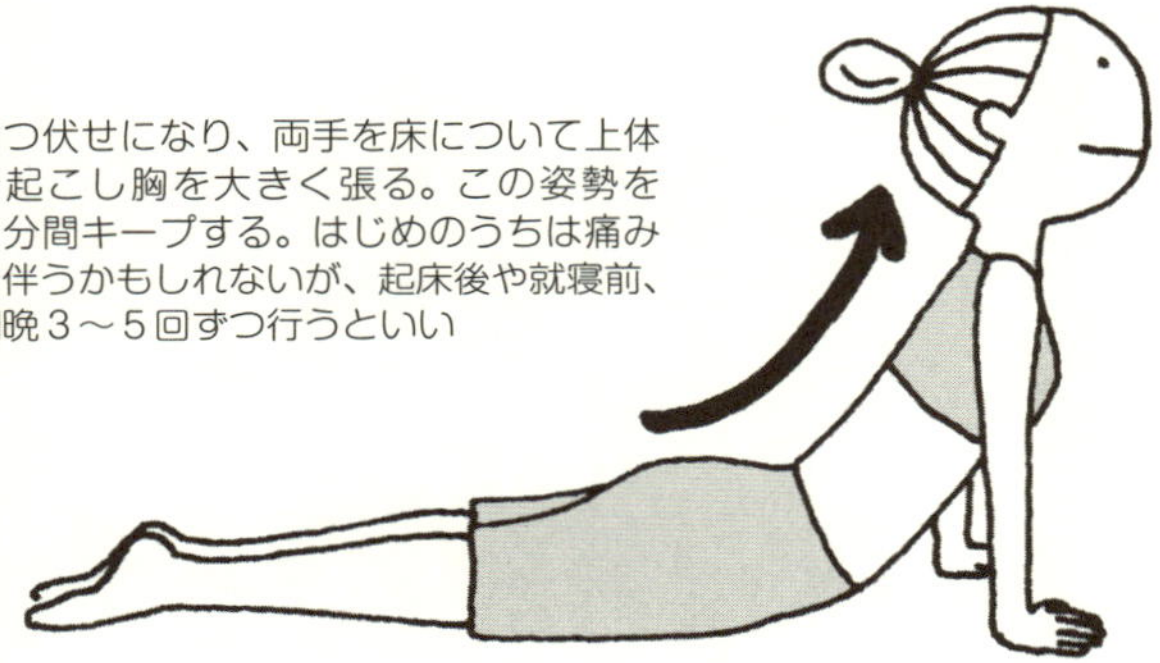

うつ伏せになり、両手を床について上体を起こし胸を大きく張る。この姿勢を1分間キープする。はじめのうちは痛みを伴うかもしれないが、起床後や就寝前、朝晩3〜5回ずつ行うといい

ば、この体操を行なうだけで痛みやしびれが解消してしまうこともあります。ぜひみなさんも試してみてください。

オットセイのようなポーズをとっているのは、だいたい1分程度。これを3〜5回繰り返して行なってください。なるべく体の力を抜き、腰の筋肉が収縮するのを意識しながら腰を反らしていくといいでしょう。

一方、『体丸め体操』は、その名の通り、体を深く丸めていく体操です。次ページのイラストのようにネコが体を伸ばすのと似たポーズをとるので、別名『ネコ体操』とも呼ばれています。こちらは、体を後ろに反ると症状が悪化する脊柱管狭窄症タイプ

## 『体丸め体操』のやり方

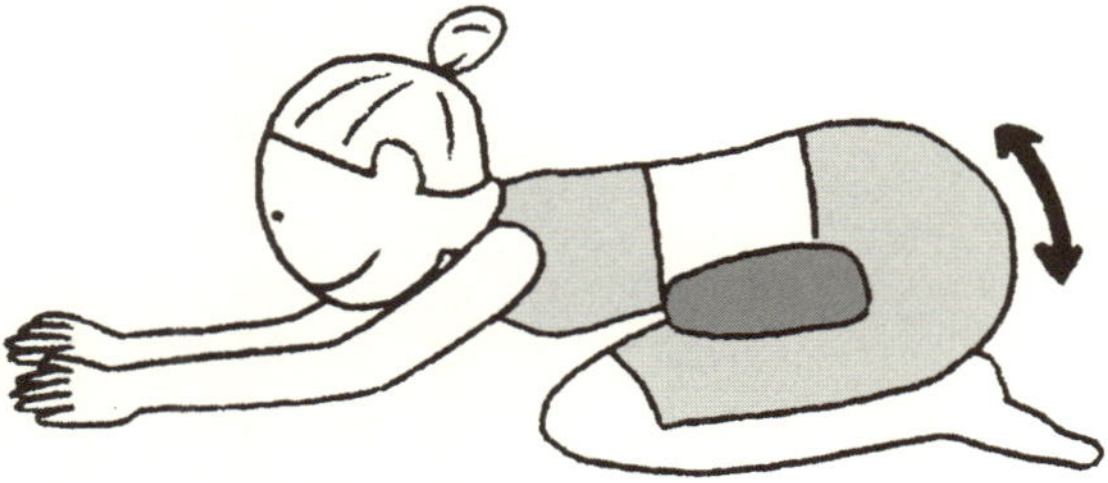

正座の姿勢でクッションか丸めたバスタオルをおなかの奥のほうに挟み、ゆっくりと上体を前方へ倒して体を丸めていく。これを3～5回繰り返す

の人におすすめです。

こちらもやり方は簡単。正座をした状態で、クッションか丸めたバスタオルをおなかに当て、上体をゆっくり前に倒して腰を丸めていきます。両手を前に伸ばしながら腰を曲げていき、これ以上深く曲げられないところまできたら、その姿勢のまま1分程度キープしましょう。これを3～5回繰り返します。

この体操を習慣にしていると、腰椎や椎間板が前寄り重心に変化していきます。脊柱管狭窄症の場合、**腰椎の前寄りに体重がのるようになると、脊柱管のスペースが広がりやすくなる**ため、なかの神経が触れにくくなり、しびれや痛みなどの症状が軽減しやすくなるのです。

では、椎間板ヘルニアと脊柱管狭窄症の混合タイプの人は、いったいどちらの体操を行なえばいいのでしょう。私は混合タイプの患者さんには、**自分の症状がどちらの腰痛が強いかの割合を見極めながら、オットセイ体操と体丸め体操を両方とも行なう**ことをおすすめしています。

すなわち、日頃の痛み方が「ヘルニア3割：狭窄症7割」という人であれば、「オットセイ3割」「体丸め7割」というバランスで体操を行なえばいいのです。また、痛み方が「ヘルニア8割：狭窄症2割」の人なら、「オットセイ8割」「体丸め2割」で行なうといいですし、「ヘルニアと狭窄症の痛みがだいたい半々」の人であれば、「オットセイ」と「体丸め」をだいたい半々で行なうといいわけですね。

このように、痛み方に合わせてふたつの体操を行なうと、腰椎や椎間板のしなやかさが保たれやすくなります。これにより、腰椎の前と後ろの両側において神経が接触する頻度が減り、痛みやしびれなどの症状が軽減するのです。

みなさんも、症状のタイプに合わせてふたつの体操をバランスよく使い分け、自分に合ったかたちで腰椎をケアしていってください。

## お風呂でじっくり腰を温めよう

腰椎ケアの3つめは「腰を温める習慣」です。

腰痛や坐骨神経痛の症状は、体が冷えるとてきめんに悪化します。関節トラブルは全般的に冷えに弱いのですが、そのなかでも腰痛、とりわけ脊柱管狭窄症は冷えに過敏に反応して悪化する傾向があります。

とくに症状悪化につながりやすいのが、〝腰の冷え〟なのです。腰が冷えると、下半身の血液の流れと神経の流れはたちまち滞《とどこお》ってしまいます。下半身をめぐる血液や神経の流れはみんな腰の腰椎部あたりを出発点としています。このため、ここが冷えにさらされると、**血液や神経の流れが足方向へ十分に行き届かなくなり、さまざまな機能が低下してしまう**のです。当然、坐骨神経痛の症状も悪化してしまうのですね。

ですから、腰痛持ち、坐骨神経痛持ちの人は体を冷やすのは絶対に禁物。常日頃から体を温めるように心がけ、なかでも腰を温めることに細心の注意を払わなくてはならないのです。

では、どういう方法で腰を温めていけばいいのか。

まず、腰を冷やさない服装を身につける必要があります。外出時に腰を冷やさないようにするためには、女性であればスカートよりもパンツルックを選択するのがおすすめ。それと、**ひざ掛けのような布を1枚携帯し、外気や冷房風から腰や下半身をガードできるようにしておく**といいでしょう。また、最近は〝腹巻き〟がひそかなブームにとして定着していると聞きます。腹巻きは腰を冷えから守ってくれる心強いアイテム。大いに活用するといいのではないでしょうか。

それ以外にも、寒い時期は使い捨てカイロを貼ることをおすすめします。カイロを貼るのは、腰椎の部分と仙腸関節の部分です。坐骨神経痛の症状が出ている場合は、**お尻や足の症状が強く出ている部分に貼る**ようにしてください。下半身に全体的に症状が出ている場合は、**お尻のやや外側寄り（ズボンの尻ポケットの外側に相当する位置）とひざ下外側の小さな出っ張りのあたり**にカイロを貼るといいでしょう。この2か所は神経の流れが集中している部分。ここを温めることによって神経の流れをよくすることができるのです。

ただ、使い捨てカイロを使用する場合は、長時間の使用を避け、低温やけどをしないよう十分に気をつけてください。

さらに、忘れてはならないのがお風呂。バスタイムは毎日の生活の中でもっとも効率よく体を温めることのできる時間です。

私が推奨している入浴法は、**39度くらいのぬるめのお湯での全身浴**です。首まで湯船に浸《つ》かり、体がポカポカしてくるまでゆっくり入るといいでしょう。夏などはシャワーだけでサッと済ませる人も多いようですが、シャワーには体を温める効果はありません。毎日欠かさず湯船に浸かることを習慣づけて、心ゆくまで温まるようにしてください。

なお、半身浴はやめたほうがいいと思います。半身浴をするとどうしても肩や背

## 半身浴よりも全身浴

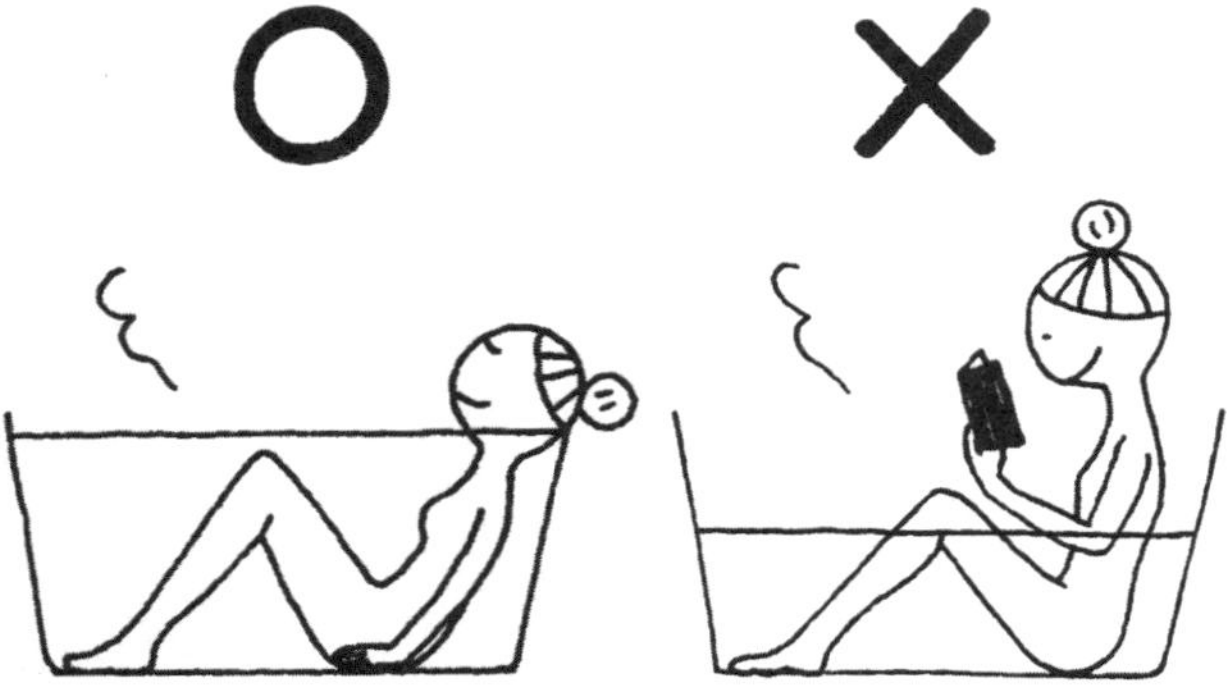

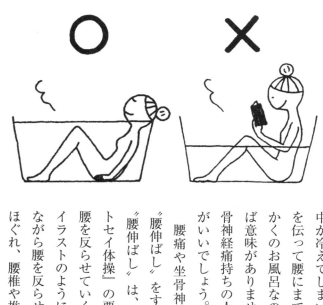

中が冷えてしまい、その冷えは背中の筋肉を伝って腰にまで影響を及ぼします。せっかくのお風呂なのに、腰を温められなければ意味がありません。とくに腰痛持ち・坐骨神経痛持ちの人は、半身浴は避けたほうがいいでしょう。

　腰痛や坐骨神経痛の方は、浴槽の中で〝腰伸ばし〟をすることをおすすめします。〝腰伸ばし〟は、先ほどご紹介した『オットセイ体操』の要領で、湯船の中で大きく腰を反らせていくストレッチ。次ページのイラストのように、浴槽のふちにつかまりながら腰を反らせると、腰まわりの筋肉がほぐれ、腰椎や椎間板の柔軟性を高めてい

## お風呂で腰伸ばし

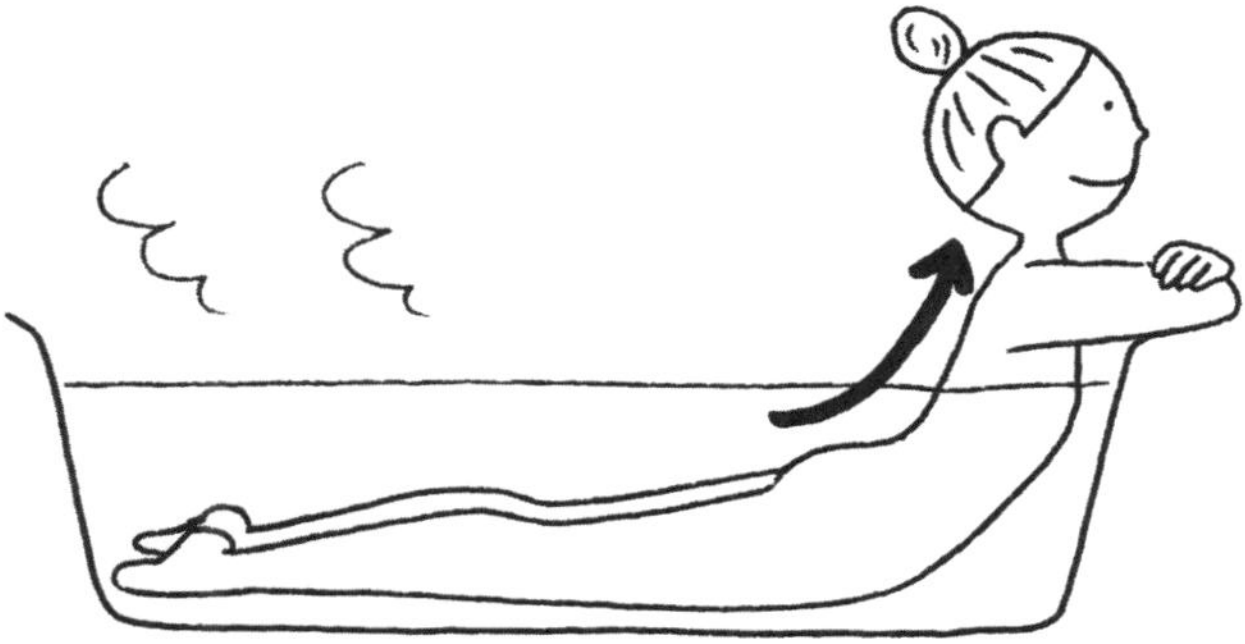

くことができます。反らせているのは30秒ほどで十分。腰全体がよく温まった状態でこの体勢をとると、腰椎や脊柱起立筋など腰まわりの骨や筋肉にたいへんいいのです。

うつ伏せになって腰を反らせるのは、長方形の浴槽でしかできませんが、正方形の浴槽の場合は、座って温まりながら、グッと腰を反らせるだけでも構いません。入浴時の習慣にすれば、腰椎のコンディションをいい状態にキープするのに役立つことでしょう。

とにかく、お風呂で体を温めるのは腰にいいのです。腰痛や坐骨神経痛の症状がつらいときは1日に2度お風呂に入るのもいいと思います。現在、私は千葉ロッテマリーンズオフィシャルメディカルアドバイザーをしておりますが、選手達はキャンプ中、滞在しているホテルで、朝晩1日2回お風呂に入って体を温めています。

ただし、気持ちよさのあまり長風呂をしてのぼせてしまわないようにご注意ください。とくに高血圧や心臓病などの持病のある方は、体に負担をかけすぎないよう気をつけて入浴をしなくてはなりません。また、お風呂から上がった後も、湯冷めをしないように十分気をつけましょう。

## ウォーキングは〝量〟よりも〝質〟が大事

セルフケア3本柱の最後は『ウォーキング・ケア』です。

腰痛や坐骨神経痛の人は足腰に痛みやしびれを抱えているため、ついつい〝歩くこと〟を敬遠しがちです。

しかし、それではいけません。

歩くことに対して消極的でいたら、腰痛や坐骨神経痛は悪化する一方です。それに、Ｐａｒｔ1でも述べたように、症状がつらいからといって歩かずにいるのは『寝たきり』や『要介護』の生活を自ら招いているようなもの。家にこもったり出歩かなくなったりしようものなら、あっという間に筋肉や関節の機能が落ちて、体を動かせなくなってしまいます。ですから、積極的に歩くようにしてください。

もちろん、歩けないほど症状がひどい場合は無理をすることはありませんが、「我慢すれば何とか歩ける状態」なのであれば、極力歩くようにすべきです。多少痛んだりしびれたりしたとしても、コルセットをしたりサポーターを巻いたりしながらでも歩いたほうがいいでしょう。

厳しいことを言うようですが、ここで歩くか歩かないかは大きな分かれ道。歩けば足腰の症状を軽減させて『歩く機能』を保っていける、歩かなければ足腰を衰えさせてしまって『寝たきり』へ進んでいってしまう——。それくらいの覚悟で日々歩くようにしてほしいと思います。

それに、歩くと言っても、別に1時間も歩いたり、1万歩以上も歩いたりするような、本格的なウォーキングをする必要はまったくないのです。腰痛や坐骨神経痛を持つ人がそんなに歩いたら、かえって関節を傷めて症状を悪化させてしまいかねません。もちろん、たくさん歩いても平気なら歩いても構わないのですが、ウォーキングは必ずしも多く歩いたほうがいいというものではありません。

私は、ウォーキングは、〝量〟よりも〝質〟が大事だと考えています。

すなわち、たくさん歩くことよりも、短い時間、短い距離でもいいから**姿勢よく正しく歩くこと**のほうが大事。そして何より、短い時間、短い距離でもいいから**毎日歩く習慣を途絶《とだ》えさせないこと**が重要なのです。

ぜひみなさんも、短い時間、短い距離で構いませんから、1日1日正しく関節を動かして歩き続けるようにしてください。

そもそも関節という器官は、使わずにいるとどんどん動きが悪くなって機能を落としてしまうもの。機械の歯車も、長い間使っていないといつの間にかサビついて動かなくなってしまいますよね。

でも、機械の歯車は、毎日オイルを差しながら正しくていねいに使い続けていれば、びっくりするくらい長持ちするのです。

関節もこれと一緒。毎日少しずつであっても、**正しく歩いて足腰の関節を使い続けていけば、長期間にわたって〝歩く〟という機能をキープし続けられる**のです。

日々こうしたウォーキング・ケアを続けていけば、一生涯にわたって〝歩ける足腰〟を維持することも十分に可能でしょう。

ですからみなさん、しびれや痛みなどの症状に負けずに歩き続けてみてください。〝歩く〟という行為を敬遠することなく、毎日積極的に歩いて、〝歩くという機能〟を長持ちさせていくようにしましょう。

## 1日10分でいいから〝正しい歩き方〟で歩くようにしよう

では、腰痛や坐骨神経痛を防ぐセルフケアとして、具体的にどのようなウォーキングをすればいいのでしょう。

私は、1日10分間、〝正しい歩き方〟でウォーキングをする習慣をつけることをおすすめしています。要するに、1日10分という短い時間で構わないから、その時間内だけはすべての関節をしっかり動かして〝正しくカンペキに歩く〟ようにするのです。

名づけるならば『10分カンペキ・ウォーク』といったところでしょうか。この歩き方をするには、単に姿勢よく歩くというだけでなく、**肩、腰、ひざなどの関節を正しく動かして歩く**ことを意識しなくてはなりません。

〝正しくカンペキに歩く〟ために気をつけるべきポイントは次の5つです。

**①あごを十分に引く**

頭という部位はたいへん重く、体重の約10％もの重量があります。姿勢の荷重バランスを崩さないためには、この重い頭を背骨の真上にのせておかなくてはなりません。ただ、背骨は体のいちばん後ろ側についています。このため、常にあごをグッと引いて、背骨の真上に頭をセットする必要があるのです。歩く際はもちろん、普段の生活でも、十分にあごを引くのを習慣にするようにしましょう。

**②胸を張って腕をよく振る**

両肩をグッと後ろへ引いて胸を張り、L字に構えた腕をよく振って歩くようにしてください。リズミカルに腕を振るには、後ろへ引くときに力を込めるのがコツです。あと、腕は体幹《たいかん》を軸にして前後にまっすぐ振ること。女性はL字に構えた腕を横方向へ振っている人が多いのですが、これはNG。気をつけましょう。

### ③腰を反らす

胸を張った姿勢で腰を反らすと、自然におなかや腰に力が入って体幹が安定します。すると、腰椎や股関節、仙腸関節などの連携がよくなり、スムーズに動くようになります。腰を大きく反らすと、おなかを突き出したような姿勢になりますが、それが正しいフォームなのです。「おへそから下は全部足」のようなつもりで、おなかから前に出すような感覚で歩くようにしましょう。

### ④足を蹴り出すときに、ひざをしっかり伸ばす

後ろの足を蹴《け》り出す際に、グイッとひざを伸ばしながら歩くようにしてください。股関節を伸ばすようなつもりで蹴り出すと、自然にひざが伸びるはず。「股関節～ひざ～かかと」のラインが一直線になるように地面を蹴っていきましょう。な

お、ひざを伸ばす歩き方をしていると、〝第二の心臓〟と呼ばれるふくらはぎのポンプ作用が働いて、下半身をはじめとした全身の血行が高まります。その血行促進効果は、しびれなどの症状を和らげるのにも大いに役立つはずです。

## ⑤重心の7割を体の後ろ側にかけるイメージで歩く

人間の関節は背骨にしっかり重心をのせて歩くことで、ストレスフリーでなめらかに動くようにできています。先述のように、背骨は体のいちばん後ろ側についているので、重心を体の後ろ側にかけながら歩くと、各関節がスムーズに動くようになるのです。私は、「重心の7割方を後ろにかけるようなつもり」で歩くことを推奨しています。関節という歯車をなめらかに回すには、「これじゃ後ろすぎるんじゃないか」と思うくらいの重心バランスがちょうどいいのです。

ぜひみなさん、これら①～⑤のポイントを頭に置きながら『10分カンペキ・ウォーク』にチャレンジしてみてください。

あごを十分に引いて、肩を開き、腰を反らして立った状態で、腕をL字に構え、

## 『10分カンペキ・ウォーク』のやり方

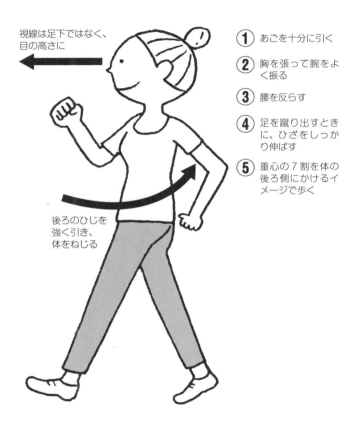

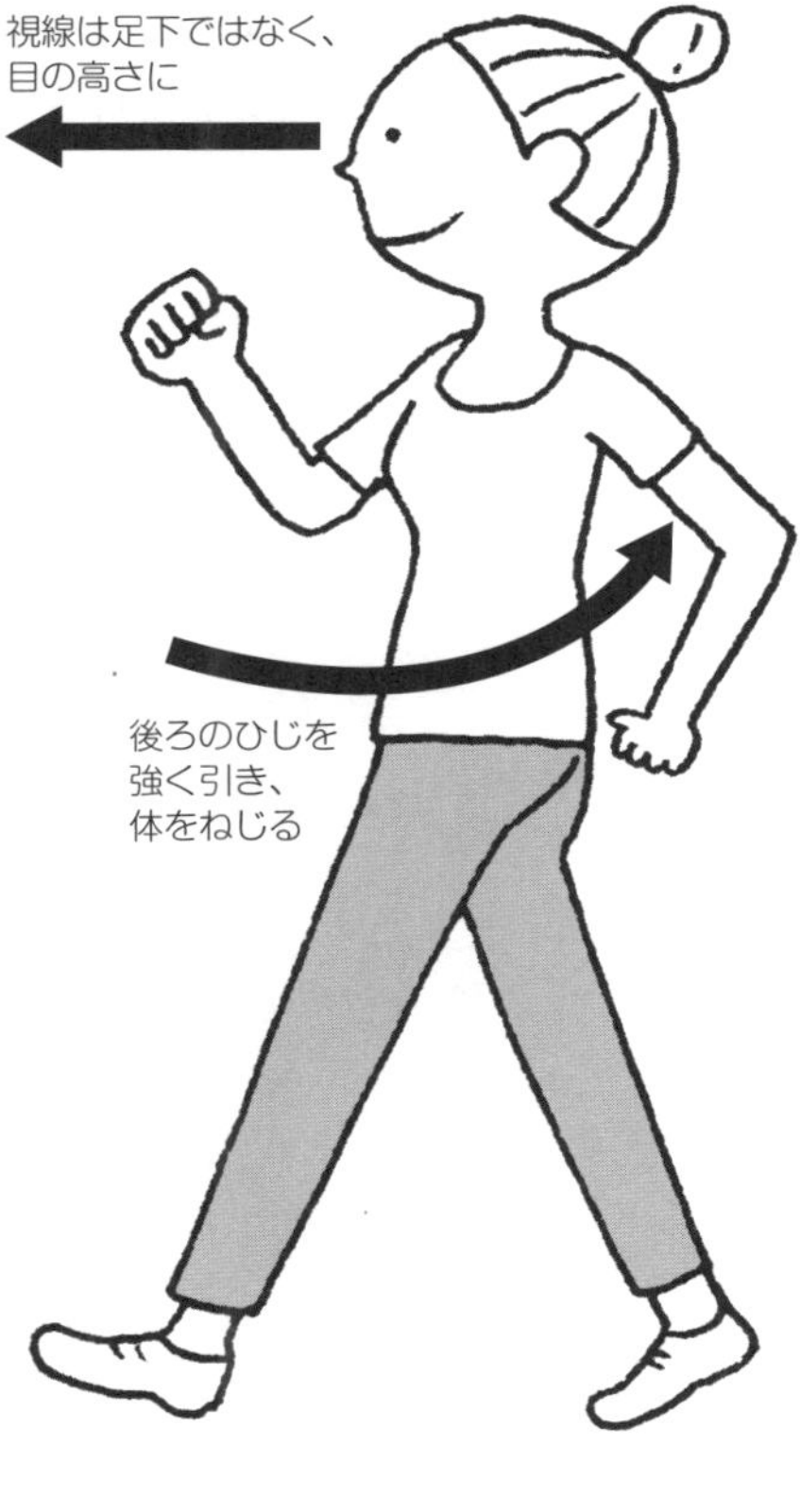

視線は足下ではなく、
目の高さに
後ろのひじを
強く引き、
体をねじる


① あごを十分に引く

② 胸を張って腕をよく振る

③ 腰を反らす

④ 足を蹴り出すときに、ひざをしっかり伸ばす

⑤ 重心の７割を体の後ろ側にかけるイメージで歩く

目線を上げて少し遠くを見据えつつ、足を踏み出していきます。大きく腕を振り、体重の7割を後ろにのせることを意識して、1歩1歩ひざを伸ばしつつ、かかとから着地してつま先で蹴り出していきましょう。

歩幅やスピードはそう意識しなくても構わないので、10分間、「関節を正しく動かして歩くこと」に集中しましょう。体中の関節という関節をすべてカンペキに動かすようなつもりで1歩1歩進んでいくのです。やってみると、各関節をしっかり回しながら歩くことの気持ちよさに気がつくのではないでしょうか。

なかには「もっと長い時間歩きたい」という方もいらっしゃることでしょう。もちろん、別に20分、30分と『カンペキ・ウォーク』を続けても構わないのですが、時間が長くなるとフォームが乱れがちになりますし、毎日となると、どうしても継続できにくくなる傾向があります。

ですから私は、「カンペキに歩くのは1日10分」と決めておいて、もっと歩きたい場合は、それ以外の日常生活の中でこまめに歩くように習慣づけていくことをおすすめしています。

『10分カンペキ・ウォーク』は、言わば〝正しい関節の動かし方〟〝正しい歩き方〟を忘れないための学習トレーニングのようなもの。たとえ短い時間であっても「関節をしっかり回して歩くトレーニング」を毎日休まずに続けていれば、体はその感覚を忘れません。

そして、そのトレーニングを続けることが、関節という歯車をいつまでも長持ちさせることにつながっていくのです。ぜひみなさん、日々正しく歩いて、足腰の歯車を回し続けていきましょう。

## 正しく関節が回り出すと、足腰の症状が消えていく

私は日々の治療において、腰痛や坐骨神経痛の患者さんにも『10分カンペキ・ウォーク』をおすすめしています。

患者さん方にはたいへん好評です。とりわけ評判がいいのは、椎間板ヘルニアからくる痛みやしびれに悩まされている方々。もともと椎間板ヘルニアは腰椎の前側

に重心をのせることにより症状が悪化する腰痛です。このため、重心を体の後ろにのせながら歩く『10分カンペキ・ウォーク』はヘルニアを引っ込ませやすく、症状の解消につながりやすいんですね。なかには、このウォーキングを始めてからまったく症状が出なくなったという人もいらっしゃいます。

また、脊柱管狭窄症による痛みやしびれに悩まされている方々からの評判も決して悪くありません。前にもご説明したように、脊柱管狭窄症の患者さんには椎間板ヘルニアの症状を併せ持っている人が数多くいらっしゃいます。ヘルニア症状が強く出ているタイプの人には、このウォーキングがフィットしやすいのです。それと、脊柱管狭窄症の人には長い時間歩くのが苦手な方が多いので、「短い時間でも構わない」という点もよろこばれているようです。

なお、狭窄症の症状が強く出ているタイプの人のなかには、後ろに重心をかけて歩くと痛みが増すという方もいらっしゃいます。体を反って後ろに重心をかけると、脊柱管のスペースが狭まって症状が悪化してしまうわけですね。ただ私は、そういう方にも1日2、3分で構わないから『カンペキ・ウォーク』をする時間を設けるようにアドバイスしています。

なぜなら、多少痛くとも「正しく関節を動かす歩き方」をインプットし続けていくほうが、結果的に腰椎関節を長持ちさせることにつながるからです。このタイプの方は、普段は多少体を丸めて歩いても構いませんが、1日にほんの数分だけ姿勢を正して歩くようにがんばっていけばいいと思います。

私は、関節という器官が、正しくなめらかに動くようになれば、痛みやしびれがなくなると考えています。『カンペキ・ウォーク』をしっかり身につけて、体の関節が正しく動き出すようになれば、諸症状に悩まされることもどんどん減っていくことでしょう。

ですからみなさん、日々正しく歩き、正しく関節を動かして、症状をなくしていきましょう。「痛いから」「しびれるから」と言って、歩くことを敬遠していてはいけません。逆に、**歩くことによって腰痛や坐骨神経痛を治していく**というつもりで、攻めの姿勢で歩いてみてください。

繰り返しますが、ウォーキング・ケアでいちばん大事なのは、短い時間、短い距離でもいいから「日々歩く習慣を途絶えさせないこと」です。2、3分でも構わないのであきらめずに継続していくこと。坐骨神経痛を克服して、いつまでも歩ける足腰をキープするには、それがもっとも重要なセルフケアとなるのです。

1日1日を大切にしながら歩き続けていきましょう。歩くことをあきらめてはいけません。そして、あきらめずに自分の力で坐骨神経痛を治していきましょう。

Part

# 4

# 足のしびれと痛み
# お悩みスッキリ
# Q&A

## 「こむら返り」も「下肢静脈瘤」も、
## もう悩まない

## Q1 坐骨神経痛がある人が、ふくらはぎをマッサージしても大丈夫？

### A 大丈夫です。ただし、軽めのマッサージにしてください。

数年前に、ふくらはぎのマッサージをすすめる健康書がベストセラーになりました。ふくらはぎは〝第二の心臓〟と言われるほど血行循環に大切な役割を果たしている部位。ここをマッサージする健康法が悪かろうはずがありません。

もっとも、坐骨神経痛でふくらはぎに痛みやしびれを抱えている方は「果たしてマッサージをしてもいいのだろうか」と迷うかもしれません。「揉《も》んだり刺激したりしたら、症状が悪化してしまうんじゃないか」と心配する人もいらっしゃるのではないでしょうか。

でも、マッサージをしても大丈夫ですので、ご安心ください。

ただし、マッサージは〝軽め〟であることが条件です。あまりに強く揉んだり押したりすると、ふくらはぎの筋肉組織を傷めてしまうこともあります。あくまでソフトタッチ・マッサージを基本としましょう。

また、ふくらはぎ用のマッサージ器を利用するのもいいと思います。最近はさまざまなタイプのマッサージ器が出ています。足をのせるローラー式のものや振動タイプのもの、ふくらはぎをブーツのように包むエア・マッサージャー、機械に足を挟んで圧を加えるタイプのものもあります。よく温泉施設や健康ランドの脱衣場などに置いてあるのを見かけますよね。

こうした機器を利用する場合も、刺激の強度はできるだけ弱めを心がけるようにしてください。正しく使えば、ポンプの作用が働き、足腰の血流がよくなって症状の改善につながるはずです。

ただ、本当のことを言えば、**ふくらはぎのポンプ作用をいちばんよく使うのは正しく歩くこと**なのです。正しいウォーキングに勝るマッサージはありません。だれかに揉んでもらったりマッサージ器を使ったりするのも構いませんが、できることなら、日々正しく歩くことでふくらはぎを刺激し、コンディションキープに役立てるようにしていただきたいと思います。

## Q2 睡眠中のこむら返り、坐骨神経痛との関係は？

**A 坐骨神経痛がある人はこむら返りを起こしやすい傾向があります。**

『こむら返り』とは、ふくらはぎの腓腹筋《ひふくきん》が突然けいれんを起こしてつる現象です。昔はふくらはぎのことを〝こむら（腓）〟と呼んだことから『こむら返り』という名で呼ばれています。

みなさんはこむら返りを起こしたことがあるでしょうか。突然見舞われるあの痛みは経験者でないとわからないかもしれません。運動中や運動後、立ち仕事で疲れたときなどにも起こりますが、睡眠中にいきなり足が激しくけいれんして、痛みで飛び起きることもあります。なかには、しょっちゅうこの激痛に見舞われているという人も少なくありません。

実際に、私の治療院には「こむら返りが多くて困っているんです」と訴える方がかなりの数いらっしゃいます。そして、じつはそういう患者さんには「腰痛経験者である」という共通点があるのです。なかでも、坐骨神経痛持ちの患者さんは、ほとんどの人がこむら返りの悩みを併せ持っている傾向があります。

私の感覚からすれば、こむら返りは腰痛・坐骨神経痛の一症状のようなもの。もちろん、こむら返りには他にもさまざまな原因があるのですが、腰の問題がかなり深く影響しているのは間違いありません。おそらく、**腰痛や坐骨神経痛の人は、腰椎からふくらはぎへと延びている神経の流れが誤作動を起こしやすい**のでしょう。それで、しょっちゅうこむら返りを起こすのではないでしょうか。

それに、私の治療院では、腰痛や坐骨神経痛を完治させたのを機にこむら返りと縁を切ることができたという方が大勢いらっしゃいます。みなさん、腰痛・坐骨神経痛の症状が治るとともに、「そう言えば、以前のようにこむら返りを起こすことがなくなった」とおっしゃるのです。

ですから、こむら返りでお悩みの方は、一度「腰に原因があるのかも」と疑ってみることをおすすめします。そして、腰痛・坐骨神経痛をしっかり治すことで、〝ふくらはぎの激痛〟に別れを告げましょう。

## Q3 こむら返りの8割は腰痛が原因って本当なの？

**A 本当です。ただし、他にも原因はいろいろあります。**

こむら返りが起こる背景には、さまざまな病気や不調が隠れているおそれがあります。主なものを挙げてみましょう。

- **糖尿病、あるいは糖尿病の予備群**
- **腎臓病・肝臓病**
- **下《か》肢《し》静《じょう》脈《みゃく》瘤《りゅう》**（130ページ参照）
- **閉《へい》塞《そく》性《せい》動《どう》脈《みゃく》硬《こう》化《か》症《しょう》**（134ページ参照）
- **てんかん**
- **椎間板ヘルニアや脊柱管狭窄症などの腰痛疾患**
- **運動などによる筋肉疲労**

**・電解質のバランスの崩れ**（マグネシウムなどの筋肉収縮に必要なミネラルが発汗、脱水、疲労、栄養不足などによって不足し、バランスが崩れてうまく筋肉を収縮させることができなくなる）

Q2でも申し上げましたが、こうしたさまざまな原因があるなかで、とりわけ多いのが『腰痛を原因とするこむら返り』です。もちろん、こむら返りに悩んでいる人には、腰痛だけでなく右に挙げたような複数要因を併せ持っている方も数多くいらっしゃいます。でも、そういう方々を含めれば、「こむら返りの原因の7～8割に腰痛が絡んでいる」と言っていいのではないかと私は考えています。

とにかく、**こむら返りを頻繁に起こす人は、内科的方面、整形外科的方面において何らかの問題が隠れているおそれが大**なのです。いずれにしても、見過ごしてはいけない危険信号であることに変わりはありません。

痛みが治まると何事もなかったかのように放置している人も多いのですが、それではいけません。ぜひ、原因を究明し、早めに治療するようにしましょう。

## Q4 こむら返りを治す簡単な方法を教えてください

### A つま先を体側にゆっくり引っ張ってふくらはぎを伸ばします。

「草野球の試合をした後、帰宅途中でこむら返りを起こした」「バスに乗り遅れそうなので走ったら、ふくらはぎがつってしまった」「走り出した幼い孫を追いかけようとしたら、足にいきなり激しいけいれんが……」

こむら返りの激痛はいつやってくるかわかりません。出先や家の中でこむら返りになってしまったら、応急処置としてどんな方法をとればいいのでしょうか。

まず、大事なのは慌てないことです。こむら返りのけいれんはそう長く続くものではありません。たとえ、悲鳴を上げるほど痛くても、筋肉をもとの状態に戻せばその痛みはちゃんと消えていきます。ですから、慌てず騒がず落ち着いて対処しましょう。

では、いったいどう対処すればいいのか。おすすめなのは、左のイラストのよう

## こむら返りの対処法

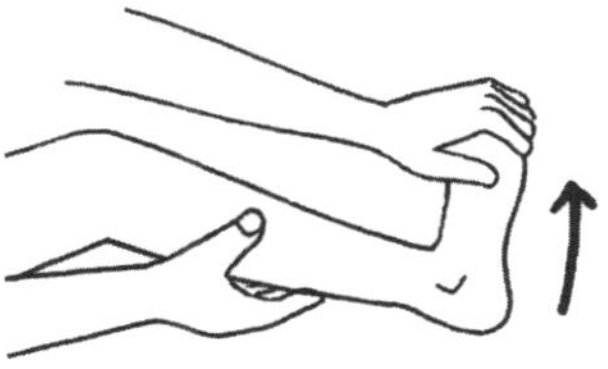

つま先を体側に引っ張り、アキレス腱やふくらはぎの筋肉を伸ばす

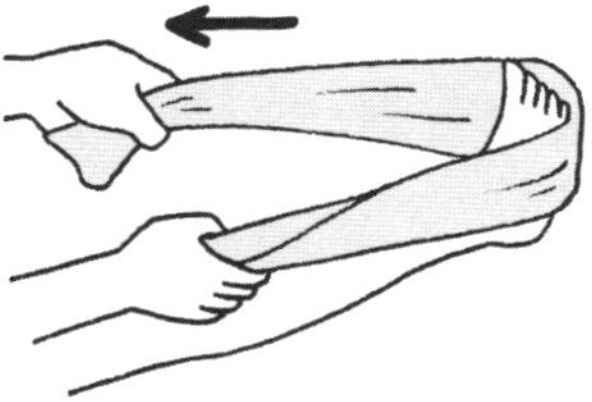

つま先にタオルを掛けて引っ張り、アキレス腱やふくらはぎの筋肉を伸ばす

に**ゆっくりとつま先を体側に引っ張って、アキレス腱《けん》やふくらはぎの筋肉を伸ばしていく**方法です。タオルなどをつま先に掛けて引っ張るのもいいでしょう。家にいるときであれば、ふくらはぎを伸ばした後に、蒸しタオルや足湯などでふくらはぎを温めて血行を促すのもいいと思います。

また、出先でこむら返りに見舞われた際は、「準備運動のアキレス腱伸ばし」の要領で足を伸ばすといいでしょう。この場合はトントンとかかとを上げ下げする動きを加えずに、痛い側の足のかかとを地面につけたまま上体を前傾させ、ゆっくりふくらはぎの筋肉を伸ばしてください。

## Q5 下肢静脈瘤と坐骨神経痛との因果関係は?

### A 直接的な関係はありません。

足がむくんで重だるく、ふくらはぎの血管がボコボコに浮き出てくる——。下肢静脈瘤の代表的な症状です。

下肢静脈瘤になると、足にだるさを感じたり、こむら返りを頻繁に起こしたりといった症状が現われます。こうした症状が坐骨神経痛と似ているせいか、私はたまに患者さんから「下肢静脈瘤と坐骨神経痛は何かの関係があるのですか?」と質問されることがあります。

同じ足のトラブルであっても、両者の間に直接的な因果関係はありません。下肢静脈瘤は足の静脈の弁が壊れたことによって起こる血管のトラブル。これに対して、坐骨神経痛は腰椎の不具合から起こる神経のトラブル。なかには両方を併発している患者さんもいますが、両者はまったく違う原因からきているトラブルなのです。

もっとも、下肢静脈瘤も坐骨神経痛も、「血液循環の悪い人」「立ち仕事の人やデスクワークの人」「あまり歩かず、ふくらはぎの筋ポンプを使っていない人」がなりやすいという共通点があります。つまり、**似たような生活習慣の人がなりやすい病気と言える**のです。また、「普段から足を温めて血行をよくするように心がける」「ソフトなマッサージで血行を促す」「できるだけ歩くようにして筋ポンプを働かせる」といった予防や解消ノウハウの面でも共通点があります。

ですから、坐骨神経痛にお悩みの人は「ついでに下肢静脈瘤も防いでいく」、下肢静脈瘤にお悩みの人は「ついでに坐骨神経痛も防いでいく」というようなつもりで予防や解消につとめていくといいと思います。

なお、病院を受診して下肢静脈瘤を治すという場合は、保存療法、硬化療法、ストリッピング手術などのさまざまな選択肢があります。それぞれ、メリット・デメリットがあり、症状の進行度や患者さんの都合や希望によっても取られる治療の選択肢が変わってきます。お悩みの方は一度血管外科を受診して医師に相談してみるといいでしょう。

## Q6 足のしびれや麻痺が危険な病気のサインのこともある？

### A 脳梗塞によって足にしびれや麻痺が現われることもあります。

「急に片方の足がしびれてきた」「突然足に力が入らなくなった」「片方の足の感覚が麻痺したようになくなってきた」――こういった症状は、もしかしたらみなさんの命を脅《おびや》かす病気のサインかもしれません。

その怖い病気とは、脳梗塞《のうこうそく》です。

よく知られているように、脳梗塞は、脳の血管が詰まることにより必要な酸素や栄養が行き渡らなくなり、脳細胞組織が壊死《えし》してしまう疾患です。初期対応が遅れると、生命を失ったり重い後遺症が残ったりしかねません。そして、脳梗塞に見舞われると、片側の足がしびれたり感覚がなくなったりという症状が現われることがあります。

ですから、決して足のしびれや麻痺を甘く見てはいけません。「これはおかしいぞ！」「いつもと違うぞ！」と感じたなら、いち早く救急車を呼んだほうがいいケースもあるということを覚えておくといいでしょう。

　では、こうした危険をどうやって見極めればいいのでしょうか。

　注意すべきは、**足のしびれや麻痺以外にどのような症状があるか**です。脳梗塞になると、片側の足だけでなく、同じ側の手にもしびれや麻痺などの症状が現われることがあります。また、しびれや麻痺のほか、「ろれつが回らない」「言葉が出ない」「意識障害がある」「めまいがする」「片方の目が見えない」「視野が欠ける」といった症状が現われることもあります。もしこういった症状があるようなら、脳梗塞を疑って迅速に医療機関を受診すべきです。

　さらに、脳梗塞では〝軽い前兆〟が現われることが多くあります。『一過《いっか》性脳虚《せいのうきょ》血発作《けつほっさ》』といって、一時的に脳の血管が詰まることによって軽度のめまいや言語障害、しびれ、麻痺などが現われるものです。だから、たとえ一時的な軽いしびれや麻痺であろうとも油断は禁物です。

　こうした危険信号には、十分気をつけてください。

Q7 閉塞性動脈硬化症っていったいどんな病気?

A 足にしびれや痛みが出て、脊柱管狭窄症と似た歩行障害が現われます。

みなさんは『足の動脈硬化』があることをご存じでしょうか。その病気は『閉塞性動脈硬化症』という血管障害。足の血管に動脈硬化が進み、血管が狭くなったことによりしびれや痛みなどの症状が現われる疾患です。血液の通り道が狭くなって、十分な血流が足に行き渡らなくなるために症状が現われるのです。

なお、閉塞性動脈硬化症になると、脊柱管狭窄症とよく似た歩行障害が起こるようになります。足が痛んだりしびれたりするために長い距離を歩くことができず、休み休み歩くようになるのです。

この歩行障害は『間歇性跛行』と呼ばれています。すなわち、脊柱管狭窄症の場合は神経トラブルによって間歇性跛行が起こり、閉塞性動脈硬化症の場合は血行トラブルによって間歇性跛行が起こるわけです。間歇性跛行がある方は、自分の症状がどちらのトラブルからきているのか少しわかりにくいかもしれません。

脊柱管狭窄症と閉塞性動脈硬化症を**見分けるいちばんのポイントは腰痛があるかないか**です。閉塞性動脈硬化症の場合、腰痛症状は見られません。また、脊柱管狭窄症の場合は前かがみになると足のしびれが治まりますが、閉塞性動脈硬化症の場合は前かがみになっても一向に痛みやしびれが治まりません。

そして、どちらであっても症状を放置するのは禁物です。閉塞性動脈硬化症は、重症化すると足先の組織が壊死を起こし、足を切断しなければならなくなることもあります。それに、この病気の人は、他の部位の血管にも動脈硬化が進行しているおそれがあります。脳梗塞や心筋梗塞《しんきんこうそく》に襲われるリスクも高くなります。

閉塞性動脈硬化症の治療は、糖尿病、高血圧、脂質異常症などの病気がないかどうかを確認したうえで、生活習慣の改善を図ったり、薬物治療を行なったりしながら動脈硬化を改善していくことになります。足の痛みやしびれが強い場合は、足の血管を再建する手術療法が行なわれる場合もあります。足の動脈硬化に気づいたら、すみやかに治療するようにしましょう。

## Q8 坐骨神経痛と間違えやすい症状が現われる病気は?

**A 頸髄症、痛風、変形性股関節症などがあります。**

足のしびれや痛みは、わりと多くの疾患で現われます。この項では、閉塞性動脈硬化症や脳梗塞以外の「坐骨神経痛と間違えやすい病気」について紹介しましょう。

### 頸髄症

腰椎で神経が圧迫されると足にしびれが現われるのと同じように、頸椎において神経が圧迫されると腕や手にしびれ症状が現われます。頸椎症や頸椎椎間板ヘルニアになると、首・肩だけでなく腕や手に症状が現われることもよく知られています。

頸髄症《けいずいしょう》は、こうした**頸椎トラブルが悪化して、手や腕だけでなく、足にまでしびれや痛み、麻痺が起こるようになってしまう疾患**です。まれな疾患ではありますが、症状が進むと、日常の歩行や排尿にまで支障をきたすようになります。

## 痛風

「風が吹いても痛い」と言われるように、痛風《つうふう》になると、足の親指のつけ根が激しく痛みます。これは**アルコールの好きな男性、尿酸値《にょうさんち》が高めの男性に多く、「足をぶつけた覚えもないのに親指のつけ根が痛い」という場合**は痛風の可能性大。私がこれまで診てきた患者さんには、「足が痛むので坐骨神経痛かなと思っていたが、病院でよく調べたら痛風だった」という方が数人いらっしゃいます。

## 変形性股関節症

股関節の骨が変形して、足のつけ根やお尻などに痛みやだるさが現われるのが変形性股関節症です。この疾患では、お尻や太ももの横側などにだるさが現われることが多く、この症状が坐骨神経痛と間違われることがあります。ただし、変形性股関節症の場合、**ひざより下にしびれや痛みなどの症状が出ることはない**のです。また、股関節に可動域障害があるかどうかも両者を見分けるポイントになります。

## Q9 足先がとても冷えます。坐骨神経痛と何か関係が?

### A 仙腸関節に異常があると、冷えに悩まされがちになります。

腰痛や坐骨神経痛持ちの人は、日頃から冷えに悩まされている場合が少なくありません。私の治療院にも下半身や足先に冷えを訴える患者さんが数え切れないほどいらっしゃいます。

下半身が冷える理由のひとつは仙腸関節にあります。腰痛や坐骨神経痛に仙腸関節のトラブルが大きく影響していることは先に述べました。ただ、仙腸関節トラブルが及ぼす悪影響はそれだけではないのです。

じつは、仙腸関節がある部分には上半身と下半身とをつなぐ血管が多数集中しており、**仙腸関節が微妙に動くことによって血行が促進される仕組み**になっています。ところが仙腸関節に可動域障害が発生すると、この作用が働かなくなり、下半身の血行循環が悪くなってしまうのです。そして、血の巡《めぐ》りが悪くなった末梢《まっしょう》の部位は、てきめんに冷えやすくなり、その結果、夜も眠れないくらいに足先などが冷えてしまうわけです。

もっとも、仙腸関節のトラブルが解消すれば、冷えの悩みも自然に解消へ向かいます。先にも述べたように、私は日々関節包内矯正を行なうことによって患者さん方の仙腸関節を正常化させています。患者さんのなかには、治療を行なっている最中に「なんだか体がポカポカしてきた」という方もいらっしゃいます。また、「普段はあまり汗をかかないのに、治療したとたんどっと汗が出てきた」という方もいらっしゃいます。このように、仙腸関節の動きが回復すると、一気に血行が改善して冷え体質が解消されていくのです。

ですから、冷えにお悩みのみなさんは、ぜひ腰痛や坐骨神経痛の予防・解消を兼ねて仙腸関節のケアに取り組むようにしてください。87ページでご紹介したテニスボールによる『簡易版・関節包内矯正』を行なうだけでもかなり違うはずです。それと、これも前に述べましたが、毎日お風呂でゆっくり温まり、下半身に冷えをため込まないようにしましょう。

## Q10 〝足湯〟は症状を和らげるのに効果的？

### A 1日に2、3度行なってもOKです。

坐骨神経痛の症状を和らげるには、ひざ下を温めて血液の循環をよくするのが効果的です。とりわけ脊柱管狭窄症によるしびれ症状が強く出ている場合、血行を改善することが大きなカギとなります。

その点で〝足湯〟はたいへん有効だと言えます。

ただ、症状を軽減させる効果をより引き出すには、なるべく**ひざから下を全体的に温めたほうがいい**のです。そのため、深めのバケツなどにたっぷりのお湯を張って、足を入れるようにするといいでしょう。

症状がつらいときや足が冷える冬場などは、1日に2、3度足湯を行なっても構いません。いつも症状に悩まされている足に、ひとときの休養を与えるようなつもりで、じっくり温めてみてはいかがでしょうか。

Q 11

# 正座で足がしびれるのはどうしてなのでしょう？

A **体重によって足首の神経が圧迫されるのが原因です。**

「ああ、もう足がしびれてきた」「足の感覚がない……ちゃんと立てるかな」――長く正座をしているときに、こんな思いが頭の中を去来する人も多いのではないでしょうか。

ところでみなさん、正座をしていると、どうして足がしびれるのかをご存じですか？　その答えは「足首の神経が圧迫されるから」。正座をすると体重の80％がひざ下にかかり、足首の神経が圧迫されます。これにより足首から先の神経の流れが悪くなり、しびれ症状が現われてくるのです。要するに、**「神経が圧迫されて症状が発生する」という点では坐骨神経痛も正座による足のしびれも一緒**なんですね。

長時間の正座は、ひざ関節にも足の神経にもよくありません。正座を続けていいのはせいぜい15分程度。やせ我慢をせずに、適宜《てきぎ》足を崩すようにしましょう。

## Q 12 床や畳に座るときの、おすすめの座り方は?

### A 〝アヒル座り〟がおすすめです。

正座をするのはつらいし、あぐらをかくのは行儀が悪い……。では、床や畳に座らなくてはならないとき、どんな座り方をすればいいのでしょう。

こういうときに私がよくおすすめしているのが〝アヒル座り〟です。これは、正座をしたまま、両足のひざから先を横へ広げ、お尻をぺたんと床や畳につけてしまう座り方。この座り方がなぜいいのかと言うと、**ひざから下に体重がのることがなく、圧迫を避けられる**から。たとえ、足先やくるぶし、ふくらはぎなどに坐骨神経痛の症状があるときでも、この座り方であればしびれや痛みを最小限にとどめることができるでしょう。

それに、このアヒル座りは、ひざ痛の人やO脚の人にもおすすめなのです。この座り方をしていればひざ関節に負担がかかることもありません。また、アヒルのよ

## 床に座るときは〝アヒル座り〟がおすすめ

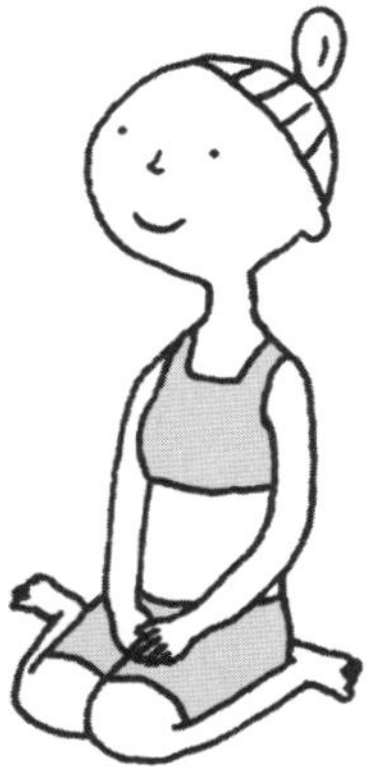

うに足を両側に出していると、O脚の状態とは逆の「X脚になったときのような動き」がひざ関節に加わることになるため、O脚防止にもつながります。

私は、法事の席などで正座をしているのがつらくなってくると、正座をしているフリをしながら、このアヒル座りをしています。これなら、足もしびれませんし、そんなに行儀悪くも見られません。とくに女性の場合、スカートなどで足を隠しやすい服装をしているときは、違和感なくこの座り方ができることでしょう。

ぜひ、みなさんも試してみてください。

Q 13

## 坐骨神経痛の人は硬いイスは避けたほうがいい？

A **座面のフチが硬いと症状が激しくなる傾向があります。**

坐骨神経痛持ちの人にとって「どんなイスに座るか」は、大きな悩みの種なのではないでしょうか。

一般に、坐骨神経痛の人は硬いイスが苦手です。なかでも、お尻や太もも裏、ひざ裏などの症状に悩まされている場合、これらの部位がイスの硬い座面に接触しているだけでつらくなることが少なくありません。

とりわけ、坐骨神経痛の人が嫌がるのが、イスの座面のフチの部分。イスに座るとひざの裏側あたりが〝フチの部分〟に当たるかたちになり、この部分が硬いとひざ裏を走っている神経が刺激され、しびれや痛みが増してしまうのです。

ですから、坐骨神経痛の方は、なるべく座面のやわらかいイスに座るほうが無難です。もし、硬い座面のイスに座らざるを得ない場合は、フチの部分にやわらかいタオルなどを挟むだけでもだいぶ違います。私の患者さんのなかには、〝マイ・クッション〟〝マイ・座布団〟などを用意して、常に持ち歩いて使用している方もいらっしゃいます。

また、女性であれば、少し大きめのひざ掛けなどを持ち歩くようにし、硬いイスに座る際に太ももやひざをくるむようにして座るのもおすすめです。ひざ掛けであれば、症状を和らげてくれるだけでなく、冷え防止にもなりますし、見た目も行儀悪くないため、いろいろな場面で役に立ってくれること間違いなしです。

それと、イス選びに関して注意しておいていただきたいのは、やわらかければいいというわけではない点です。ふかふかのソファのような**やわらかいイスに座り続けていると、体が沈み、腰が曲がって、腰椎にたいへん大きな負担がかかる**ことになってしまいます。腰椎に負担がかかると神経圧迫が強まって、かえって症状が悪化しかねません。

ぜひみなさん、自分の症状に合わせて〝イス対策〟をして、いつも心地よく座れる状況を工夫していってください。

Q14
# 外反母趾だと坐骨神経痛は悪化しやすいの？

A
## 外反母趾だから悪化するということはありません。

外反母趾《がいはんぼし》は、ハイヒールなどの窮屈な靴を履き続けてきたために、足が変形してしまうトラブル。進行すると足の横アーチがなくなってきて、足の親指のつけ根などの変形した部分に痛みを訴えるようになります。

坐骨神経痛でも同じような部分に症状が出ることがあるので、何か関係があると思われる方もいるかもしれませんが、これらのトラブルはまったくの別もの。両者の間に因果関係はありません。また、外反母趾だと坐骨神経痛の症状が悪化しやすいということもありません。

ただし、腰痛・坐骨神経痛と外反母趾を併せ持っている人は、かなりの数にのぼります。その理由は、両者ともに「進ませやすい要因」が一緒だから。普段から体の前寄りに重心をかけていると、腰痛・坐骨神経痛になりやすいということについては先に述べました。じつは外反母趾を進ませるいちばんの原因も、この〝前寄り重心〟にあるのです。

すなわち、長年にわたって体の前寄りに荷重をかけ続け、つま先寄りに全体重をのせて歩いてきたために、足の横アーチがなくなり、重みに耐えかねて足先部分が変形してしまうわけですね。

ですから、**外反母趾を防ぐには、〝前寄り重心のクセ〟を直し、体の重心を後ろ寄りにかける**コツをマスターしなくてはなりません。そして、このためにぜひ活用していただきたいのが115ページでご紹介した『10分カンペキ・ウォーク』。体の後ろに重心をのせる歩き方です。

重心を体の後ろにのせて歩くコツを心得ている人は、足を痛めることもなく、きれいに歩けるもの。実際、長年ハイヒールを履き続けている人であっても、後ろ重心のコツがつかめている人は、ほとんど足が変形することがありません。ぜひみなさんも、腰痛・坐骨神経痛の予防と外反母趾の予防を兼ねて、この歩き方をマスターしてみてください。

Q 15

# 天気が悪くなるといつも足が痛む……いったいなぜ？

A

## 気圧変化の影響で神経が痛みを拾いやすくなるのです。

お年寄りには「天気が悪いとフシブシが痛む」という人が多いもの。坐骨神経痛は、まさに「フシブシの痛みをもたらすトラブル」の代表選手ではないでしょうか。とくに症状が悪化しやすいのは、季節の変わり目に急に寒くなったときや天気が崩れてきたとき。これには、気圧変化が影響していると考えられています。

たとえば、気圧の谷が近づいてくると、**体の血管が微妙に収縮して、末梢の血行が悪く**なります。また同時に、神経が過敏に反応するようになり、痛みをより拾いやすくなります。このため、坐骨神経痛を抱えていると、いつもにも増してしびれや痛みがひどく感じられるのです。実際、『気象病』とも言われています。

なかには、症状の悪化によって天気の崩れを的中させられるという人もいらっしゃいます。もしかしたら、天気予報よりも先を行っているかもしれませんね。

Q
16
## 坐骨神経痛の人は筋トレで筋肉をつけるべき?

A
**別に筋肉をつける必要はありません。**

腰痛持ちの人には「腰を治すには腹筋などの筋肉を鍛えるべき」と考えている人が多いのですが、私は別に筋肉をつける必要はないと思います。

なぜなら、コチコチに腹筋を鍛え上げたスポーツ選手にも腰痛の人はたくさんいるからです。筋肉量の多い少ないが腰痛に影響するとは到底考えられません。関節は衰えさせないようにしっかりケアをしていく必要がありますが、筋肉は日常生活を送れるだけの量があれば十分。腰痛の予防や解消のために筋トレをがんばる必要はないでしょう。もちろん、坐骨神経痛の人も、筋トレで腰や足の筋肉をつけなくてはならないということはありません。

それに、**腰痛や坐骨神経痛の人が筋トレなどを行なうと、腰椎に無理な圧力をかけて、かえって悪化させてしまうこともあ**ります。十分注意しましょう。

## Q17 症状の解消に水中ウォークをすすめられたのですが……

### A かえって症状が悪化するのでやめるべきです。

みなさんのなかに「腰痛の予防と解消のために水泳や水中ウォークを行なっている」という方はいらっしゃいますか?

残念ながら、これはまったくの逆効果なのです。私は腰痛持ちの人が水中運動を行なうのは、わざわざ症状を悪化させるようなものだと思っています。

もちろん坐骨神経痛の場合も同じ。坐骨神経痛持ちにもかかわらず、水泳や水中ウォークなどをやったら、よりいっそう痛みやしびれに悩まされるハメになることでしょう。

その理由は〝体が冷えるから〟です。

Part3でも述べたように、腰痛や坐骨神経痛にとって冷えは禁物。水中の運動によって体が冷えると、血液や神経の流れが滞り、てきめんに症状が悪化してしまいます。実際に、私の治療院では、水泳や水中ウォークで症状を悪化させてしまった患者さんが多数いらっしゃいます。

たとえ温水プールだったとしても、その水温は約33度と体温よりも低く、やはり体を冷やすことにつながってしまいます。温泉を使用しているプールならば、温泉成分の保温効果によって体を温めることができますが、それ以外の場合は、水中の運動は控えるべきでしょう。

とにかく、**冷えが腰に与えるダメージは、みなさんがなんとなく頭に描いているレベルよりも桁違《けたちが》いに大きい**と思ったほうがいいのです。私は長年、腰痛の患者さんをたくさん診続けてきましたが、「水泳や水中ウォークで腰痛が治った」という人に出会ったためしがありません。

いまの世の中には、「体にいい」という思いから一生懸命に続けてきたことで、かえって体にダメージを与えてしまっている人が少なくありません。もし、みなさんのお知り合いに「腰痛なのにもかかわらず水中運動をやっている」という方がいたら、「悪化しないうちにやめたほうがいい」と忠告してあげるべきなのです。

## Q 18 坐骨神経痛持ちの人にとっておすすめの眠り方は?

**A 仰向けで寝て、寝返りをたくさん打つのがおすすめです。**

「腰痛や坐骨神経痛がある人は、足腰の症状を抑えるためにどんな寝方をするのがいいのでしょう」――私は、講演などでしょっちゅうこういう質問を受けます。Q&Aの最後は、腰痛・坐骨神経痛の人におすすめの寝方をご紹介しましょう。

まず、やや硬めの敷布団に、仰向けの姿勢で寝るのが基本です。横向きに寝るのを習慣にしてしまうと、体の同じ側にだけずっと重みがかかることになるため、腰のバランスにとってあまりよくないのです。

ただ、かといって一晩中ずっと仰向けで寝ていろというわけではありません。いちばんいいのは、仰向け寝を基本にしつつ、寝返りをたくさん打つパターン。やや硬めの敷布団でごろごろと寝返りを打っていると、**整体のような効果が働いて、腰まわりの筋肉や腰椎をほぐすことにつながる**のです。

それと、腰痛・坐骨神経痛の方にとくに気をつけていただきたいのが、睡眠中の〝冷え対策〟です。

たとえば、掛け布団はあまり重くなくて保温効果の高いものを選ぶべき。とくに下半身の冷えが禁物なので、腹巻きをつけて寝たり、おなかや下半身に薄手の毛布を1枚プラスして寝たりするのもいいでしょう。冬場、布団をかぶっていても体や足元が冷えるようなときは、湯たんぽ、あんか、電気毛布などの〝温めグッズ〟を積極的に利用することをおすすめします。

さらに、寝室の室温管理にも注意が必要です。夏場、エアコンの冷房をかけっぱなしにして寝てしまい、寒くて目が覚めるような事態は絶対に避けましょう。寝ているうちに冷房風で腰を冷やしてしまい、てきめんに症状を悪化させてしまうケースも少なくないのです。

あと、症状に邪魔されずにぐっすり眠るためには、入浴後、体がポカポカしているうちに布団に入るのを習慣づけてしまうといいと思います。お風呂で温まった体温が少しずつ下がってくると、それとともに自然な眠りが訪れるものです。それに、お風呂で体が温まった後は、足腰の神経がリラックスして坐骨神経痛の症状も治まるもの。だから、症状がおとなしくしてくれているうちに、さっさと布団に入って寝てしまうほうがいいのです。

腰痛持ち、坐骨神経痛持ちの人は、こうした〝ちょっとした心がけ〟を実践するだけでも、日々の眠りの質がだいぶ違ってくるはずです。きっと、しびれや痛みに睡眠を妨げられることなく、朝までぐっすりと眠ることができるのではないでしょうか。

Part

# 5

# 覚えておくと便利 坐骨神経痛・即効解消マニュアル

## いざというときのための「しびれ&痛み対策」

## 症状を怖がって生活や行動を狭めてしまってはダメ

坐骨神経痛持ちの人は、日々しびれや痛みなどの症状に悩まされながら生活を送っています。その症状はいつひどくなるかわかりません。会議や商談中に痛くなることもあるでしょうし、通勤途中や散歩中にしびれてくることもあるでしょう。あるいは、旅行中に症状がひどくなってせっかくの楽しい気分が台無し、なんていうこともあるかもしれません。

このように「よりによってこんなときに！」という大事なシチュエーションで症状が現われてきた場合に、「これを行なえば、痛みやしびれを消せる」というノウハウを持っていると、かなり心強いのではないでしょうか。症状がひどくなってきたとしても、それを抑えるための『緊急対策マニュアル』を心得ていれば、安心して生活することができると思います。

この最終章では、こういった『いざというときのための症状対策マニュアル』をご紹介していきます。日々の生活シーンを想定しつつ、その場で痛みやしびれを軽減させる方法を取り上げていくことにしましょう。

そもそも、坐骨神経痛での最大の問題は、「症状が出るのを怖がって、生活行動を狭めてしまうこと」なのです。

「足がしびれて出先で動けなくなったら困るから、外に出たくない」とか、「症状が出て仕事に支障が出たら他の人に迷惑をかけるから、もう会社をやめる」といったように、〝外へ出ていく行動〟をあきらめて引きこもってしまうのがいちばんよくないんですね。

先にも述べましたが、このように**生活行動範囲を狭めてしまうと、関節の動く範囲も狭まっていき、どんどん体が動かなく**なっていってしまいます。高齢の方であれば、外へ出なくなったのをきっかけに、〝寝たきり生活〟や〝要介護生活〟がグッと現実味を帯びて迫ってくることでしょう。

ですから、しびれや痛みなどの症状を恐れていてはいけないのです。

症状を必要以上に恐れないためにも、「これを覚えておけば、外へ出て普通に行動していても安心」という対策マニュアルをしっかり身につけておくべきなのです。

ぜひみなさんも、本書でこれまで紹介してきたノウハウや、これから述べる対策マニュアルをしっかりインプットして、〝いざというときのためのお守り〟にしてください。

そのうえで、積極的に外へ出て行動し、生活と行動の範囲を広げていきましょう。恐れることはありません。しびれや痛みに負けることなく、自分の足で歩いて、充実した人生を送っていきましょう。

## デスクワーク中のしびれ　いつでもどこでも

### 腓骨頭マッサージ　ひざ下外側の出っ張りを動かすだけでしびれが解消！

ひざ下にしびれや痛みが出て困っているときに、スピーディに問題を解決してくれる、とっておきの対処法があります、それが『腓骨頭《ひこっとう》マッサージ』です。

おそらく、ほとんどの方は『腓骨頭』という言葉を初めて耳にするのではないでしょうか。腓骨頭とは、ひざ小僧の下のやや外側のところにある小さな出っ張りのことです。実際に手で触ってみれば、大きめのビー玉くらいのサイズの出っ張りがあるのがわかることでしょう。

この出っ張りを指でつまんで力強く揉んだり動かしたりするのが、しびれ解消にたいへん効果的なのです。

そもそも、この**腓骨頭の出っ張り付近は、ひざ下へ向かう神経の流れが集中するポイント**であり、ここを動かしてゆるめると、足の神経圧迫が軽減して、しびれなどの症状が大幅に改善されるのです。ぜひ、試しにやってみてください。

まず、症状が出ている側の足の腓骨頭の出っ張りを指でつまみます。そして、指にギュッと力を込めて出っ張りを後ろ方向へ動かしてください。1~2ミリくらい動かすような感覚で行なうのがコツ。これを数回から10回くらい繰り返すのです。

もし、あまり動かないという場合は、腓骨頭をつまんでぐりぐりと回すように刺激するだけでも構いません。それだけでも、足の神経圧迫をゆるめることにつながるはずです。

実際にやってみるとわかりますが、普段からひざ下のしびれ症状に悩まされている方は、この腓骨頭マッサージを行なうと、びっくりするくらいの解消効果が得られるはずです。きっと、腓骨頭を後ろへ動かしたとたん、しびれ症状がサーッと引いていくように感じられる人もいらっしゃることでしょう。

関節部分の神経圧迫をゆるめたとたん、悩みの症状が引いていくのは、ちょっと仙腸関節の関節包内矯正に似ていますね。このため私は、この腓骨頭マッサージを『足の関節包内矯正』と呼んでいます。

なお、この『足の関節包内矯正＝腓骨頭マッサージ』は別に回数制限などはありませんので、足の症状が気になったときにいつでもどこでも行なうといいでしょう。

ひざ下の出っ張りを動かすだけなら、どんなシチュエーションでも行なうことができます。デスクワーク中に机の下で行なうこともできますし、会議中にこっそり行なうこともできそうです。また、朝夕の通勤電車で座席に座りながら行なうこともできるでしょうし、散歩中やウォーキング中、公園のベンチで一息入れながら行なうこともできるでしょう。それに、トイレの個室の中でなら、人目を気にせず

## 『腓骨頭マッサージ』のやり方

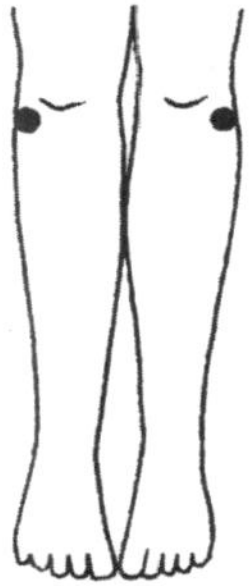

ひざ小僧の下のやや外側にある
小さな出っ張りを見つける

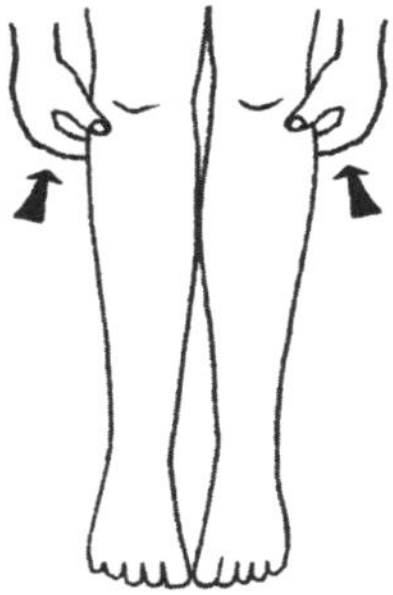

出っ張りを指でつまんで
後ろ方向に動かす

じっくり行なうことができるでしょうね。

先にも述べたように、足のしびれや痛みはいつ悪化するかわかりません。でも、この腓骨頭マッサージの心得があれば、いつどんなときにしびれ症状に見舞われても慌てず騒がず対処できるようになるのではないでしょうか。

私は、この対処法は、坐骨神経痛持ちの人には必須のセルフ・マッサージだと思っています。

みなさんも、しびれがきたら反射的にひざ下の出っ張りに手を伸ばすつもりで、習慣づけてみてはいかがでしょう。

## 外出先でのしびれ① 太もも前側の症状

### 太もも前伸ばしストレッチ　痛い側の太ももを伸ばして、同時に痛い側の腰を押す

散歩中や通勤途中など、街中を歩いているときにしびれや痛みに見舞われたときは、簡単なストレッチで症状を軽減させることもできます。

たとえば、太ももの前側にしびれや痛みが感じられてきた場合は、『太もも前伸ばしストレッチ』を行なうのがおすすめです。

次ページのイラストのように、〝痛くない側の足〟を前に出し、〝痛い側の足〟を後ろに大きく引いて、ひざを曲げ、ゆっくり腰を沈めながら、後ろ足の太もも前側をストレッチしていくのです。体を沈める際は、後ろに引いた足のふくらはぎやアキレス腱ではなく、**後ろ足の太ももの筋肉がじんわりと伸長していくのを意識する**ようにしましょう。

また、後ろ足の太ももを伸ばすのと同時に、痛い側の腰を手のひらでグイッと前へ押してみましょう。この動きを加えると、骨盤の仙腸関節が刺激され、腰椎部分

## 『太もも前伸ばしストレッチ』のやり方

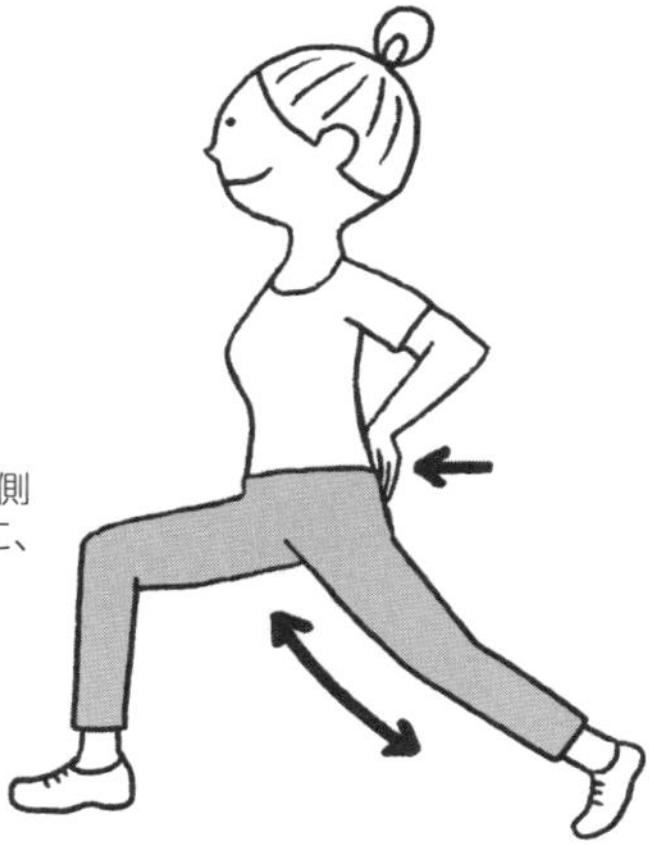

痛い側の足を後ろに引いて太もも前側の筋肉を伸ばす。伸ばすのと同時に、痛い側の腰を前へ押し込むといい

の神経圧迫が軽減されやすくなります。

この太もも前伸ばしストレッチは、1回につき15〜20秒ほど行なってみてください。数回繰り返せば、太もも前側のしびれや痛みが和らいでくるのが感じられてくることでしょう。

この程度のストレッチなら、道端の片隅で行なっていても、そんなに奇異な感じには映らないはず。

みなさんも、太ももの前側がピリピリ、チリチリとしてきたら、すかさず行なってみてください。

## 外出先でのしびれ② 足の後ろ側の症状

### ひざ伸ばしストレッチ シンプル・ストレッチで後ろ側のしびれが取れる

坐骨神経痛の症状は、太ももの裏側やひざ裏、ふくらはぎなど、〝足の後ろ側〟に現われることが多いものです。では、外を歩いているときに、足の後ろ側にしびれや痛みが出始めたらどうすればいいか。

そんなときにおすすめなのが『ひざ伸ばしストレッチ』です。

やり方はじつにシンプル。次ページのイラストのように、低いイスやベンチ、柵や縁石などに痛い側の足をのせて、ひざの少し上を上から押して、足の裏側の筋肉を全体的に伸ばしていくのです。この際、少し上体をかがめて体重をのせながらひざの上を押すようにするといいでしょう。

よく見る一般的なストレッチなので、「なんだ、これか」と思う方もいらっしゃるかもしれません。しかし、このひざ伸ばしストレッチは、シンプルでありながら非常に幅広い効果が得られるのです。これを行なえば、太もも裏のハムストリング

## 『ひざ伸ばしストレッチ』のやり方

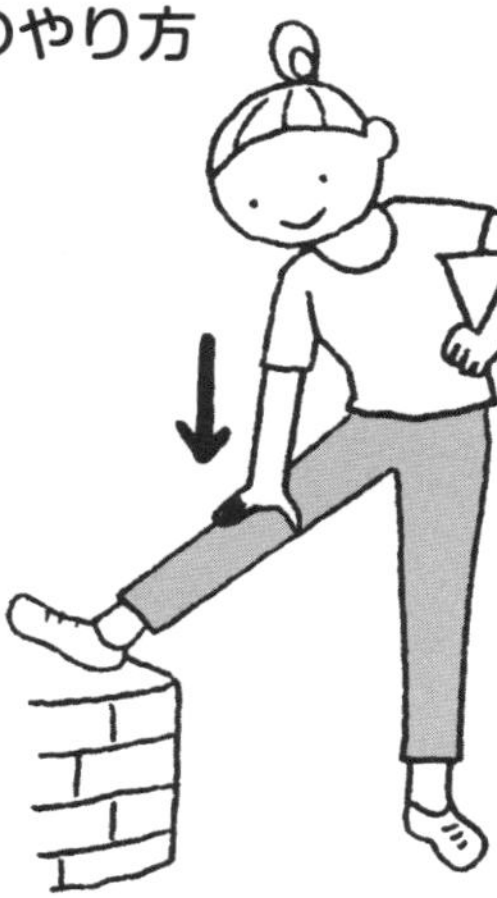

痛いほうの足を台などの上に乗せ、ひざを伸ばし、ひざの少し上を上からグーッと押す

スも伸ばすことができますし、ふくらはぎの腓腹筋も伸ばすことができます。それに、ひざ関節の可動域を広げるのにもたいへんいいのです。加えて、しびれ解消効果も期待できるのですから、ちょっとした万能ストレッチと言ってもいいでしょう。

こちらのストレッチも、目安は1回15～20秒。これを数回ほど繰り返してみてください。筋肉がほぐれるにつれ、太もも裏からふくらはぎにかけての症状がラクに感じられるようになるはずです。

歩いているときにちょっと「後ろのしびれ」が気になったら、即、このストレッチを行なってみてください。

## 外出先でのしびれ③ つま先・かかとがしびれるとき

### 足首ストレッチ 逆の動きを行なって伸ばしていくのがコツ！

「足のかかとがしびれるように痛んで、歩くたびに気になる」

「足先にピリピリとしたしびれがあって、歩くときに力が入らないし、つま先立ちをすることもできない」

坐骨神経痛ではこうした症状を訴える人もたくさんいらっしゃいます。Part2でも述べましたが、「かかとがしびれるパターン」は、腰椎の4番と5番の間の神経が圧迫されているせい。「足先がしびれてつま先立ちができないパターン」は、腰椎の5番と仙骨の間の神経が圧迫されているせいです。

では、出先でこういった症状に悩まされたときはどうすればいいのでしょう。

それには、足を逆側へストレッチするのがおすすめです。

どういうことかと言うと、かかとがしびれて「かかと立ちができない場合」は、次ページ右のイラストのように、つま先を立てて足の甲側を伸ばすといいのです。

## 『足首ストレッチ』のやり方

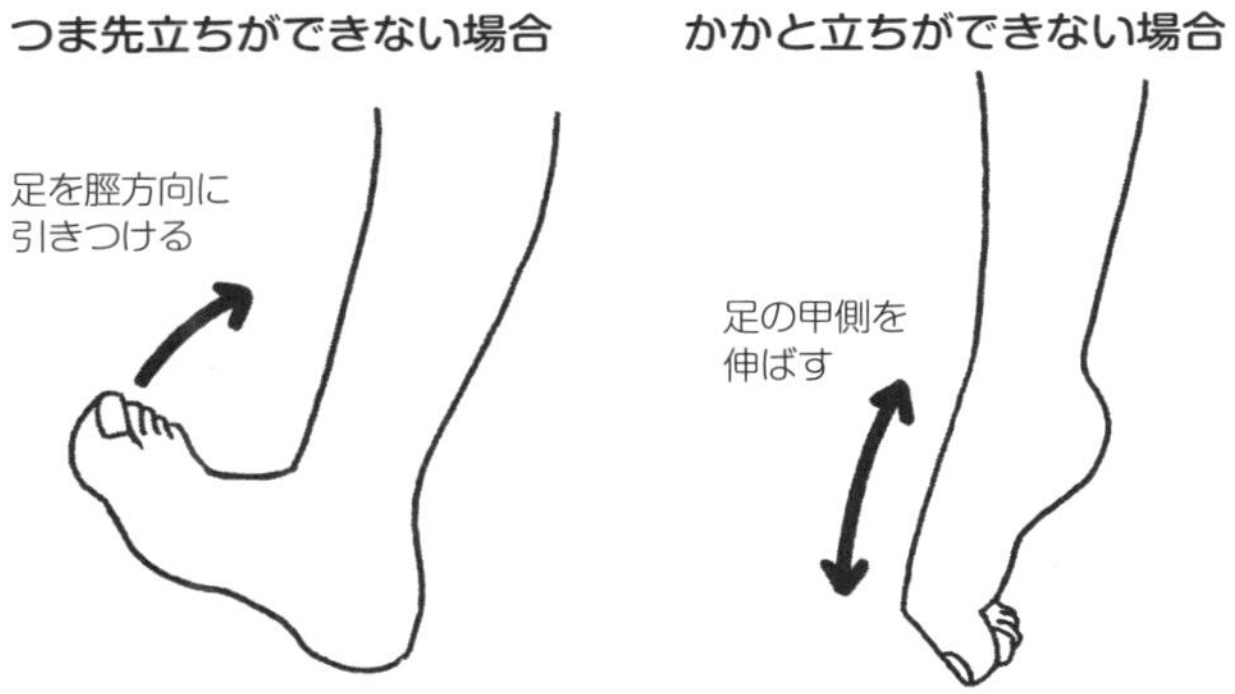

つま先立ちができない場合
足を脛方向に
引きつける
かかと立ちができない場合
足の甲側を
伸ばす

また、つま先がしびれて「つま先立ちができない場合」は、上左のイラストのようにかかと立ちをして足先を脛の方向へ引きつけるようにするといいのです。

このように、**足首に正反対の動きをさせると、足首を通っている神経の圧迫がゆるんで痛みやしびれが軽減される**というわけです。

スムーズに歩くためには、かかとやつま先が問題なく動くことが欠かせません。これらのストレッチの心得があれば、大事なときにしびれが出て歩行が不調に陥ったときに、大いに役立つことでしょう。

## 座っているときのしびれ

### 横座り（女性座り）しびれや痛みがある側の逆サイドに足を流そう

私は〝横座り（女性座り）〟をするのはあまりおすすめしていません。その理由は、長い時間にわたってこの座り方をしていると、腰まわりの筋肉や腰椎が疲弊しやすくなるから。それと、いつも同じ側に足を流して横座りをしていると、骨盤や腰椎に歪《ゆが》んだクセがついてしまいやすいからです。横座りは基本的に「腰によくない座り方」なのです。

ただし、〝例外〟があります。それというのも、畳や床に座っている最中に坐骨神経痛の症状がひどくなってきてしまったとき、横座りをするとしびれや痛みなどの症状が和らぐケースが多いからです。

この場合、痛い側とは逆サイド方向へ足を流すようにします。すなわち、右側の腰や足に症状があるときは、体の左サイドに足を流し、左側の腰や足に症状があるときは、体の右サイドに足を流す。そうすると、腰や足のしびれや痛みが軽くなるんで

## "横座り"をするときのコツ

### 左側に症状があるとき

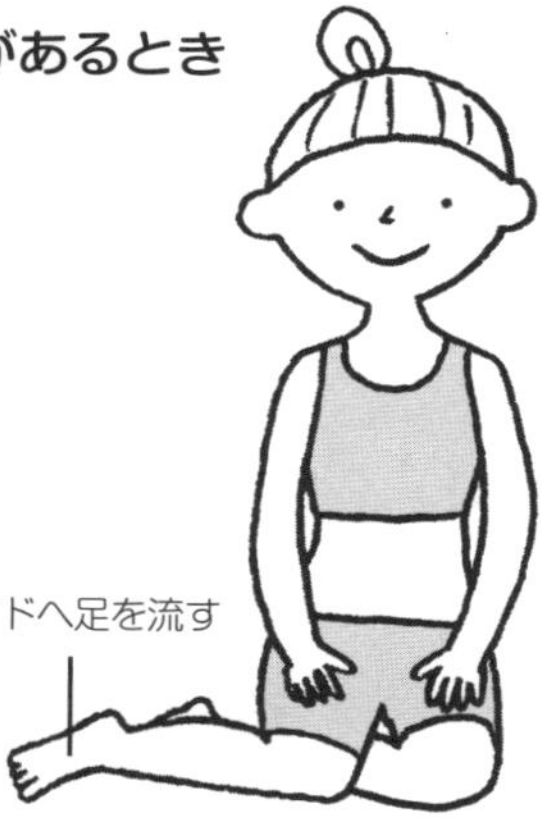


### 右側に症状があるとき

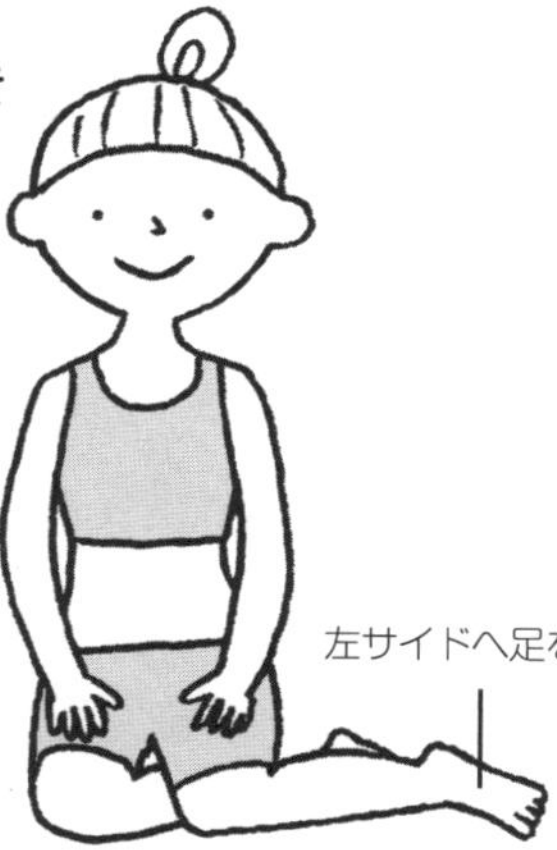

すね。

痛みが和らぐのは、**足を逆方向へ流すことによって腰がくねり、痛む側の腰椎にかかっているプレッシャーが弱まる**ためです。要するに、左側に足を流したときは重心が左寄りになって右サイドのプレッシャーがゆるみ、右側に足を流したときは重心が右寄りになって左サイドのプレッシャーがゆるむ。これにより、しびれや痛みが引いていくわけです。

ただ、この座り方をするのは、「症状を今すぐなんとかしたいとき」に限定したほうがいいでしょう。さっき申し上げたように、本来、横座りは腰にとってよくありません。普段からこういう座り方をしていたら、かえって腰の状態を悪くしてしまうおそれがあります。

畳や床に直接座る場合は、短い時間なら正座をして、時間が長くなりそうなときは、143ページで紹介した『アヒル座り』をするのがおすすめです。横座りをするのは、**あくまで症状がひどくなって困ったときの応急的な処置**と考えておくほうがいいでしょう。

## 車を運転中のしびれ

### 路肩駐車&ストレッチ

### シートの高さやリクライニングにも注意を払おう

車を運転中に見舞われる坐骨神経痛の症状は非常に厄介です。ハンドルを握っているうちにだんだんお尻がしびれてきたり、足が痛んできたり……。ときには、足に力が入らなくなるような症状が出ることもありますし、アクセルやブレーキの操作を間違えでもしたら大事故につながりかねません。

こうした症状が現われたら我慢をしてはいけません。路肩に駐車をしたりサービスエリアに入ったりして、まずは車を止めることです。そして、車を降りて、この章で紹介してきたマッサージやストレッチを行なってみてください。

その際、ひざ下に症状があるなら『腓骨頭マッサージ』、足の後ろ側が痛むなら『ひざ伸ばしストレッチ』、つま先やかかとがしびれるなら『足首ストレッチ』といったように、症状が現われている部位に合わせて行なうようにしてください。

また、93ページでご紹介した『仙腸関節ストレッチ』を行なうのもおすすめです。このストレッチで仙腸関節がほぐれると、足腰の症状が全体的に軽くなります。『足のしびれを取るストレッチ』と『仙腸関節ストレッチ』とを組み合わせて行なえば、相乗効果が働いてよりいっそう症状をラクにすることができるでしょう。

車を運転する機会が多い方は、シートの高さやリクライニングの角度にも注意が必要です。

まずは、ダメなパターンを申し上げておきましょう。腰痛や坐骨神経痛の症状が増悪しやすいのは、シートが低くて体が斜めに寝るくらいにリクライニングを利かせているパターンです。一見ラクそうに見えますが、これでは骨盤が寝てしまい、腰椎や腰の筋肉に大きな負担がかかってしまいます。この体勢を続けていると腰椎部分の神経圧迫が強まってくるので、長い時間運転をしていると、どんどん坐骨神経痛の症状が悪化してしまうのです。

ですから、坐骨神経持ちでよく車を運転される方は、**できるだけ「シートは高**

め、**背もたれの角度はほぼ垂直」をキープする**ようにしてください。シートをあまり高くできない場合は、座布団やクッションなどを敷いて高くすることをおすすめします。その際、お尻やひざ裏を刺激しないやわらかい素材の座布団やクッションをセレクトするといいでしょう。

そのうえで、背もたれを垂直になるように設定すれば、背すじをピンと伸ばし、骨盤を立てた姿勢で運転席に座ることができます。この姿勢は、腰椎や腰の筋肉にかかる負担も減り、腰椎部の神経もそれほど圧迫されなくなります。そうすれば、腰痛や坐骨神経痛の症状を最小限にとどめることができるはずです。

さらに、ドライバーの方々にもうひとつアドバイスしておくと、腰痛や坐骨神経痛を悪化させてしまういちばんの原因は〝長時間の運転の継続〟です。何時間にもわたって同じ姿勢をとり続けているから、腰に疲れがたまり、痛みという悲鳴を上げてしまうのです。

ですから、長時間ハンドルを握り続けるのを避け、なるべくこまめに休憩を挟むようにしてください。運転中の足腰の痛みやしびれを減らしていくには、それが何よりの〝特効薬〟だと思ったほうがいいでしょう。

## 寝ているときのしびれ①

### 足L字ストレッチ

**痛い側の足をL字に曲げるだけでもかなり違う**

坐骨神経痛の人は、夜、布団に入った後も症状に悩まされることが少なくありません。片方の足がピリピリとしびれたり、お尻や太ももがどうしようもなく重だるかったり……。「おかげで気持ちもピリピリしてろくに眠れなかった」という経験をされた方も多いことでしょう。

では、そんなときに布団に入ったまま、応急的に症状を軽減させるストレッチをご紹介しましょう。

と言っても、やることはただ〝足をL字に曲げるだけ〟という簡単なストレッチです。敷布団に仰向けに寝た状態で、症状がある側のひざを真横に曲げてみてください。ひざを立てずに横へL字状に曲げるのです。曲げられるところまでで構いませんが、できればひざの角度が90度近くになるまで曲げていきましょう。そして、

## 『足L字ストレッチ』のやり方

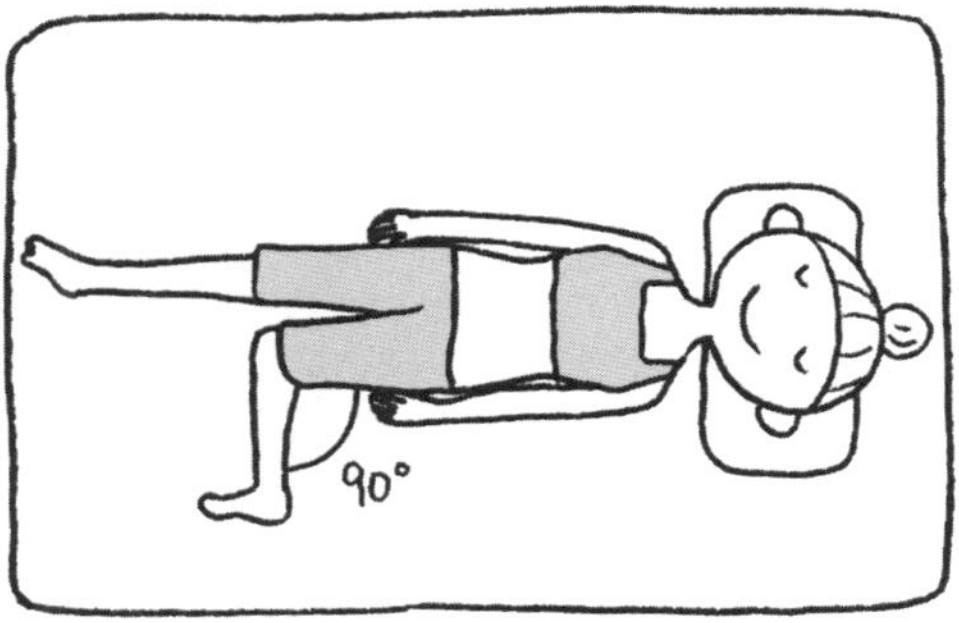


症状がある側の足を、ひざを立てずにL字状に曲げる

その姿勢をしばらくの間キープしてください。

どうでしょう。これだけで足やお尻の症状が軽くなった気がしませんか？

この『足Ｌ字ストレッチ』を行なうと、お尻や太ももの筋肉を効果的にゆるませることができます。つまり、**神経が走っている部分のお尻や太ももの筋肉を弛緩《しかん》させることによって神経の緊張を解き、しびれやだるさなどの症状を和らげる**ことができるのです。

とくに、お尻がだるいときには、このストレッチが効果を発揮するはず。症状がなかなか治まらない夜に、ぜひ試してみてください。

## 寝ているときのしびれ②

# クッションかかと落とし

### 思い切り蹴り落として、しびれや痛みを振り払おう

最後に、睡眠前に行なうしびれ対策法をご紹介しましょう。名づけて『クッションかかと落とし』です。格闘技に〝かかと落とし〟という足技がありますが、これを積み上げたクッションや布団に向かって決めるのです。

まず、敷布団を敷いて、その足元にクッションや布団、毛布、マットレスなどを何枚も積み上げてください。だいたい、ひざの高さくらいになるまで重ねていくといいでしょう。

次に、敷布団に仰向けになり、症状がある側の足を上げ、積み上げたクッションや布団に向かって勢いよくかかと落としをお見舞いするのです。そして、そのままかかとを押しつけ、クッションや布団を押しつぶすような要領で30秒くらい力を込め続けてください。この際、かかとを押しつけた反動でお尻が浮いてしまうくらい力いっぱいやるようにするといいでしょう。

## 『クッションかかと落とし』のやり方

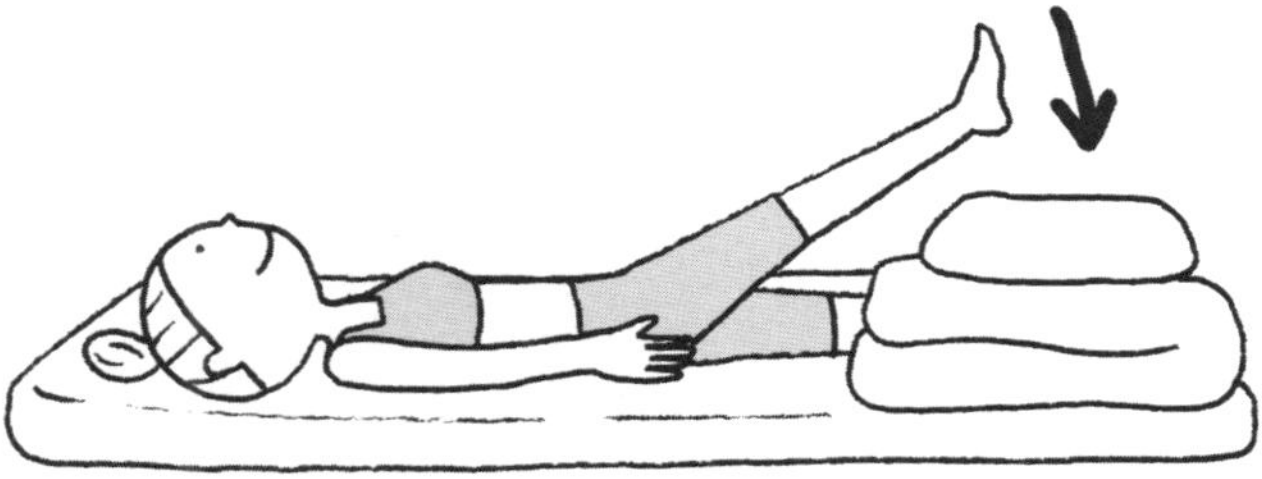

症状がある側の足を上げ、積み上げたクッションや布団に向かって勢いよく足を振り下ろす

これを数回ほど繰り返せば、しびれや痛みなどの症状が軽減してくるはずです。この『クッションかかと落とし』を行なうと、ハムストリングスや腓腹筋などの足の後ろ側の筋肉が効果的にほぐれます。坐骨神経痛の症状をもたらす神経の多くは足の後ろ側を通っているので、これらの筋肉がほぐれると神経の緊張もゆるんでくるのです。

また、勢いよく足を振り下ろすと、腰が浮いて骨盤の仙腸関節にも刺激が伝わります。これにより**仙腸関節がゆるむため、神経圧迫が緩和して足腰の症状が和らぐ**のです。

クッションや布団、マットレスは、足の

角度が30〜45度くらいになる高さにセッティングするといいと思います。

坐骨神経痛持ちの方は、このかかと落としを就寝前の習慣にしてみてはいかがでしょう。そうすれば、しびれや痛みにわずらわされることなく、ぐっすり眠れる可能性が高まります。さらに、しびれや痛みが気になってよく眠れないときや、痛みで目が覚めてしまったときも、症状を振り払うようなつもりでかかと落としをしてみてください。

とにかく、「これをやれば、症状がマシになる」という対処法があると、人はそんなに症状を恐れなくなるもの。どんなに取るに足りないノウハウであっても、その安心材料があるのとないのとでは大違いなのです。

ぜひみなさん、こうした対処法をお守り代わりにしながら、坐骨神経痛を恐れることなく日々を送っていくようにしてください。そして、攻めの気持ちでしびれや痛みを振り払っていきましょう。

# おわりに

本書をお読みいただきありがとうございました。いかがでしたか？

18年前に自分のクリニックを開業したときは、坐骨神経痛やこむら返りは〝症状〟ではあるが、重要視するようなものではないと考えておりました。しかし、近所の方が主な患者さんだった開院当初から、口コミで当院の存在をお知りになった遠方からの方や重症の方が多くなっていくにしたがって、坐骨神経痛やこむら返りがただの症状だと流せなくなっていきました。

しかし、専門書には坐骨神経痛やこむら返りの対処法はほとんど載っていません。載っていたとしても、ペインクリニック（麻酔薬などで痛みを抑えることを主目的とした治療のこと）の分野での掲載で、「痛み止めの注射での対応」としかなく、患者様ご自身でできる対処法は載っていませんでした。また、内服薬を服用している患者様の中にも、効果があったとおっしゃる方があまりいらっしゃいませんでした。このように、坐骨神経痛はよくある症状にもかかわらず、自分での対処法だが少ない現実こそが、本書を私に書かせたいちばんの理由です。

もうひとつ、伝えたいことがあります。坐骨神経痛は、大もとの原因である腰痛が治ったあと、時間差で症状が改善することが多くあります。そのため、腰痛がある程度よくなっても、体操などを途中でやめないでいただきたいのです。悪くなるときも、よくなるときも、坐骨神経は腰痛の症状とは必ず時間差があり、遅れて反応するのです。

また、今回は、最近増加している脊柱管狭窄症と椎間板ヘルニアの最新の対処法をご紹介しました。これは、たくさんの読者の方に有益な情報だと思っておりますので、ぜひ、活用していただきたいです。あなた自身の体調や症状がいちばんわかるのは、あなた自身のはずなので。

私自身も腰痛で足がしびれてつったり、首痛で手がしびれに襲われた過去がありますす。そして、それを克服してきた経験者なので、読者のみなさんの苦しみは十分に理解しつつ書かせていただいたつもりです。

最後に、本書を出版するきっかけをいただいた幻冬舎編集部の藤原将子様、校正の池田明子様、原稿構成を手伝ってくださった高橋明様、本当にありがとうございました。

そして、私を日々支えてくれている弊社のスタッフ及び家族に、心から感謝をいたします。

２０１６年５月

酒井慎太郎

**酒井慎太郎（さかい・しんたろう）**

さかいクリニックグループ代表。柔道整復師。千葉ロッテマリーンズオフィシャルメディカルアドバイザー。中央医療学園特別講師。整形外科や腰痛専門病院、プロサッカーチームの臨床スタッフとしての経験を生かし、腰痛やスポーツ障害の疾患を得意とする。解剖実習にて「関節包内機能異常」に着目。それ以来、関節包内矯正を中心に難治の腰痛やひざ痛の治療を1日170人以上行なっている。TBSラジオ「伊集院光のとらじおと」にレギュラー出演しており、2016年8月からは「大沢悠里のゆうゆうワイド　土曜日版」にもレギュラー出演。その他多くのテレビ番組で「注目の腰痛治療」「神の手を持つ治療師」として紹介される。また、一般の方や医療関係者向けの勉強会を全国で行なうなど、啓蒙活動に取り組んでいる。内藤大助さん（ボクシング第36代WBC世界フライ級チャンピオン）、高橋由伸さん（プロ野球監督）、山本"KID"徳郁さん（総合格闘家）、十朱幸代さん、音無美紀子さん、秋野暢子さん、中山美穂さん（女優）、村井國夫さん、山下真司さん（俳優）、中村福助さん、市川高麗蔵さん（歌舞伎俳優）、松任谷正隆さん（音楽プロデューサー）、笑福亭鶴瓶さん（落語家）、土田晃之さん、佐々木健介さん、堀ちえみさん、磯山さやかさん、優木まおみさん（タレント）、Hydeさん、宮沢和史さん（ミュージシャン）、TRF・CHIHARUさん、EXILE・USAさん、TETSUYAさん（ダンサー）、元東京慈恵会医科大学准教授幡場良明先生などさまざまなアスリートやタレント、医療関係者の治療も手掛ける。『脊柱管狭窄症は自分で治せる!』（学研プラス）、『腰痛は歩き方を変えるだけで完治する』（アスコム）、『腰痛は99%完治する』『肩こり・首痛は99%完治する』『ひざ痛は99%完治する』『関節痛は99%完治する』『股関節痛は99%完治する』（すべて小社）など著書多数。

ホームページhttp://www.sakai-clinic.co.jp

# 坐骨神経痛は99％完治する

**〝脊柱管狭窄症〟も〝椎間板ヘルニア〟も、あきらめなくていい！**

2016年7月25日　第1刷発行
2019年7月20日　第3刷発行

著　者　酒井慎太郎

発行人　見城 徹

編集人　福島広司

発行所　株式会社 幻冬舎
　　　　〒151-0051 東京都渋谷区千駄ヶ谷4-9-7
電話　03(5411)6211(編集)　03(5411)6222(営業)
振替　00120-8-767643
印刷・製本所　図書印刷株式会社

検印廃止


ISBN978-4-344-02972-9 C0095
幻冬舎ホームページアドレス　https://www.gentosha.co.jp/
この本に関するご意見・ご感想をメールでお寄せいただく場合は、
comment@gentosha.co.jpまで。